# 100歳まで元気でいるための歩き方&杖の使い方

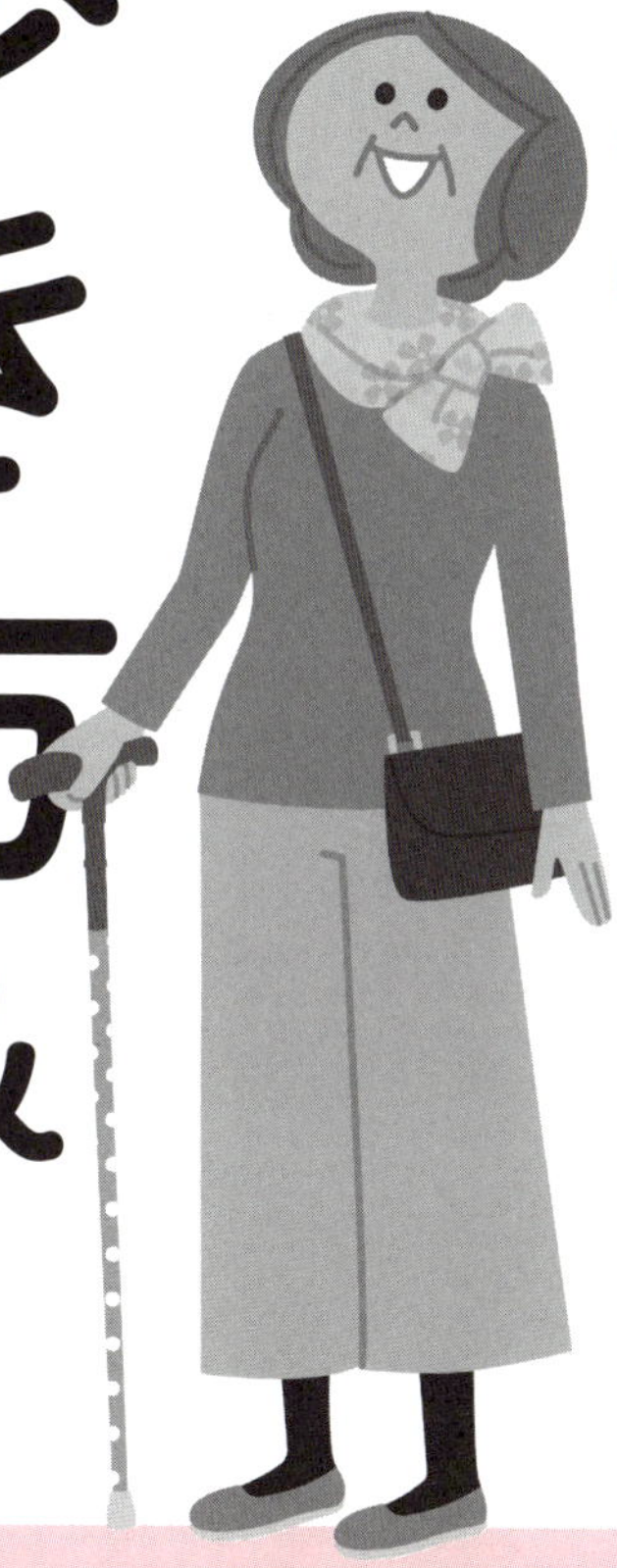

その杖の使い方、大丈夫？

理学療法士 西野英行

SE SHOEISHA

# こんなこと、ありませんか？

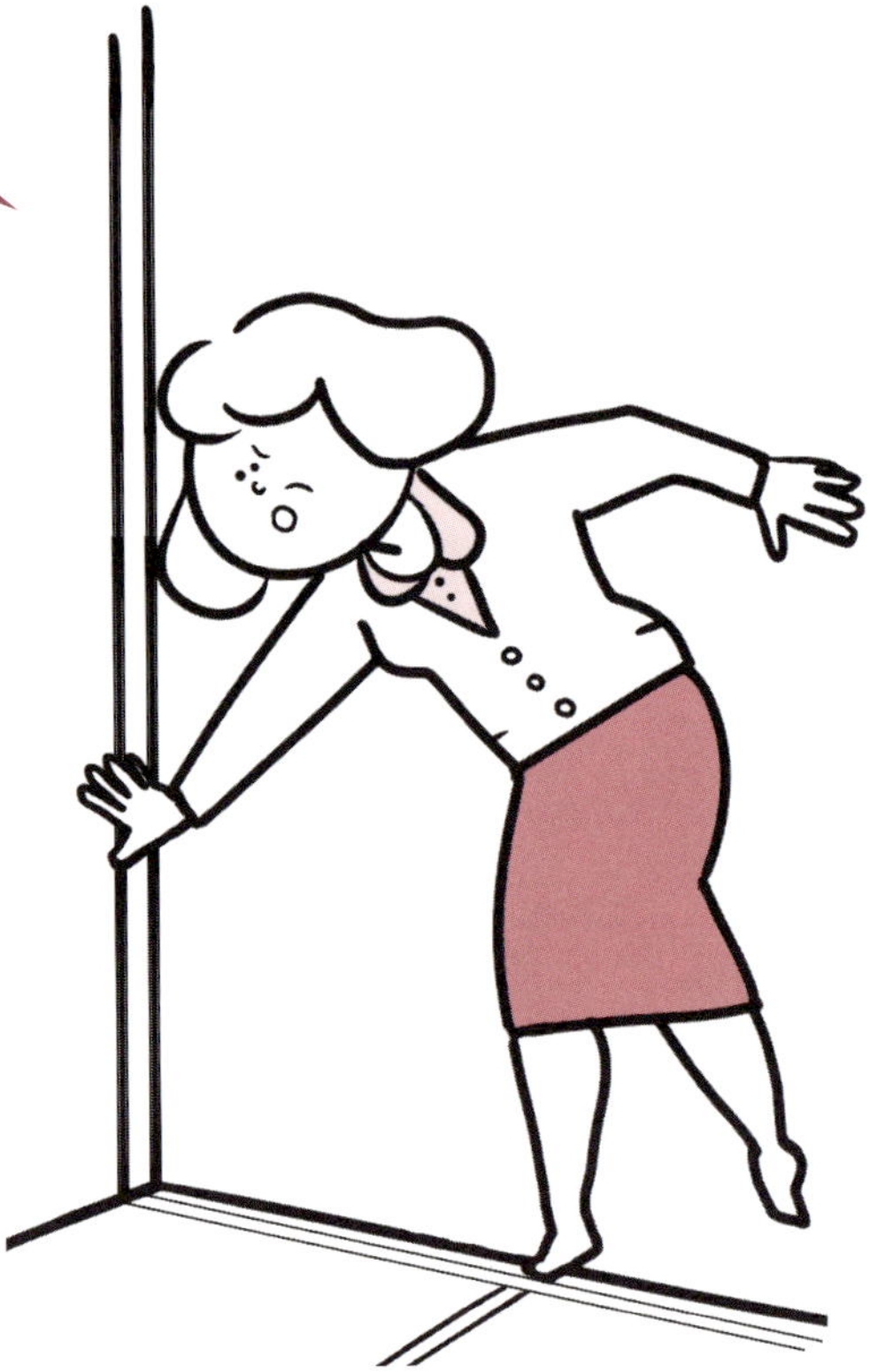

## 何もない場所やちょっとの段差でつまずく

踵《かかと》からではなく足裏全体で床・地面に着いてしまう「すり足」になっていると考えられます。また、腰を曲げた姿勢で歩いていて、足が上がりにくくなっている可能性も。股関節や前すねの筋肉のトレーニング、ストレッチをしましょう。

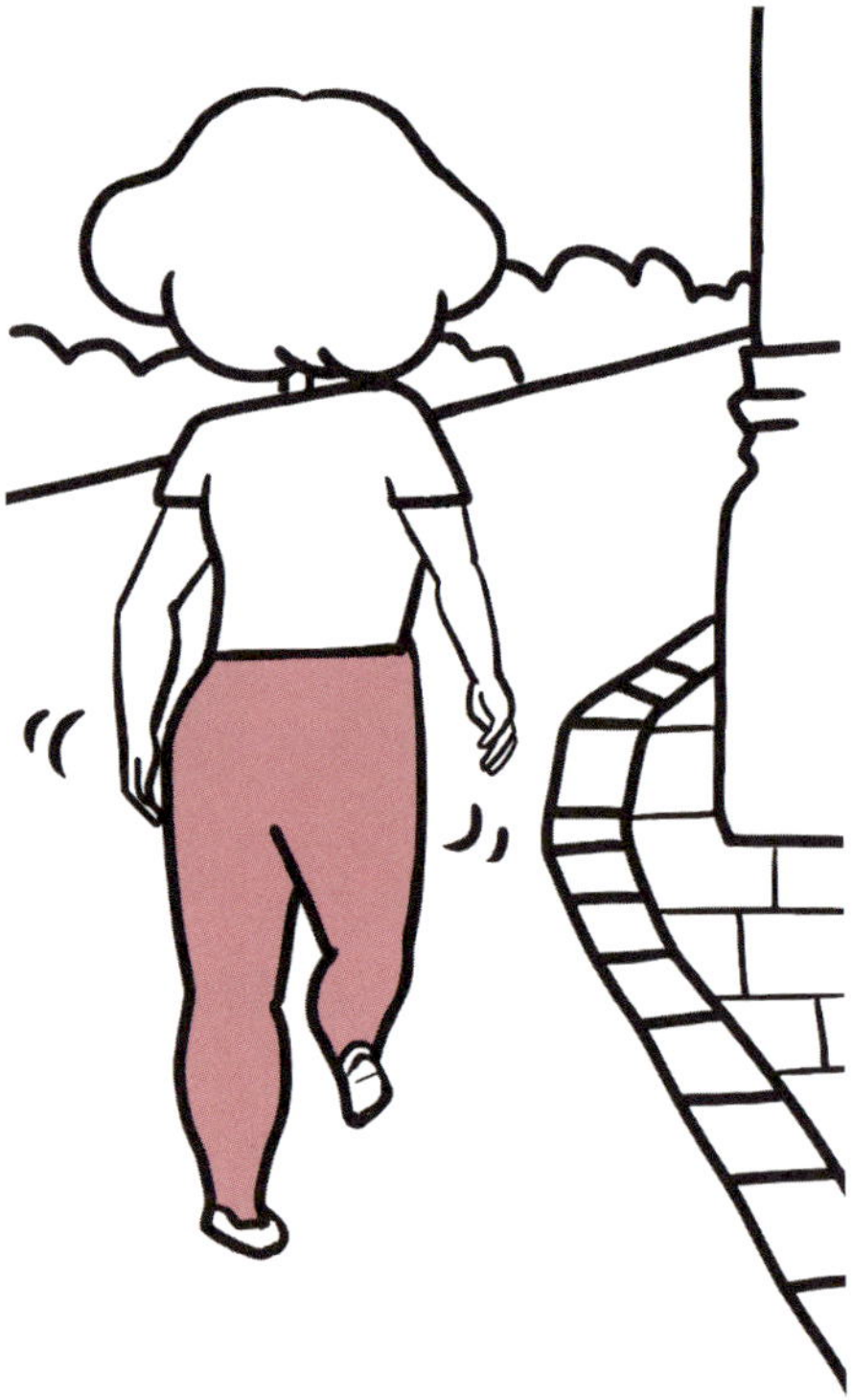

## お尻を左右に揺らすように歩いている

骨盤が安定していないと、歩行中にお尻が左右に揺れてしまいます。骨盤を正しい位置にキープするお尻の筋肉を強化しましょう。

## 歩幅が狭く、猫背ぎみの姿勢で歩いている

歩幅が狭いと「すり足」になりやすく、つまずきやすくなります。つまずくことが増えると、足元を意識しながら歩くようになり、視線が下がり、猫背ぎみの姿勢に。股関節の筋トレやストレッチをして歩幅を広げると、歩行が安定し、速度も上がります。

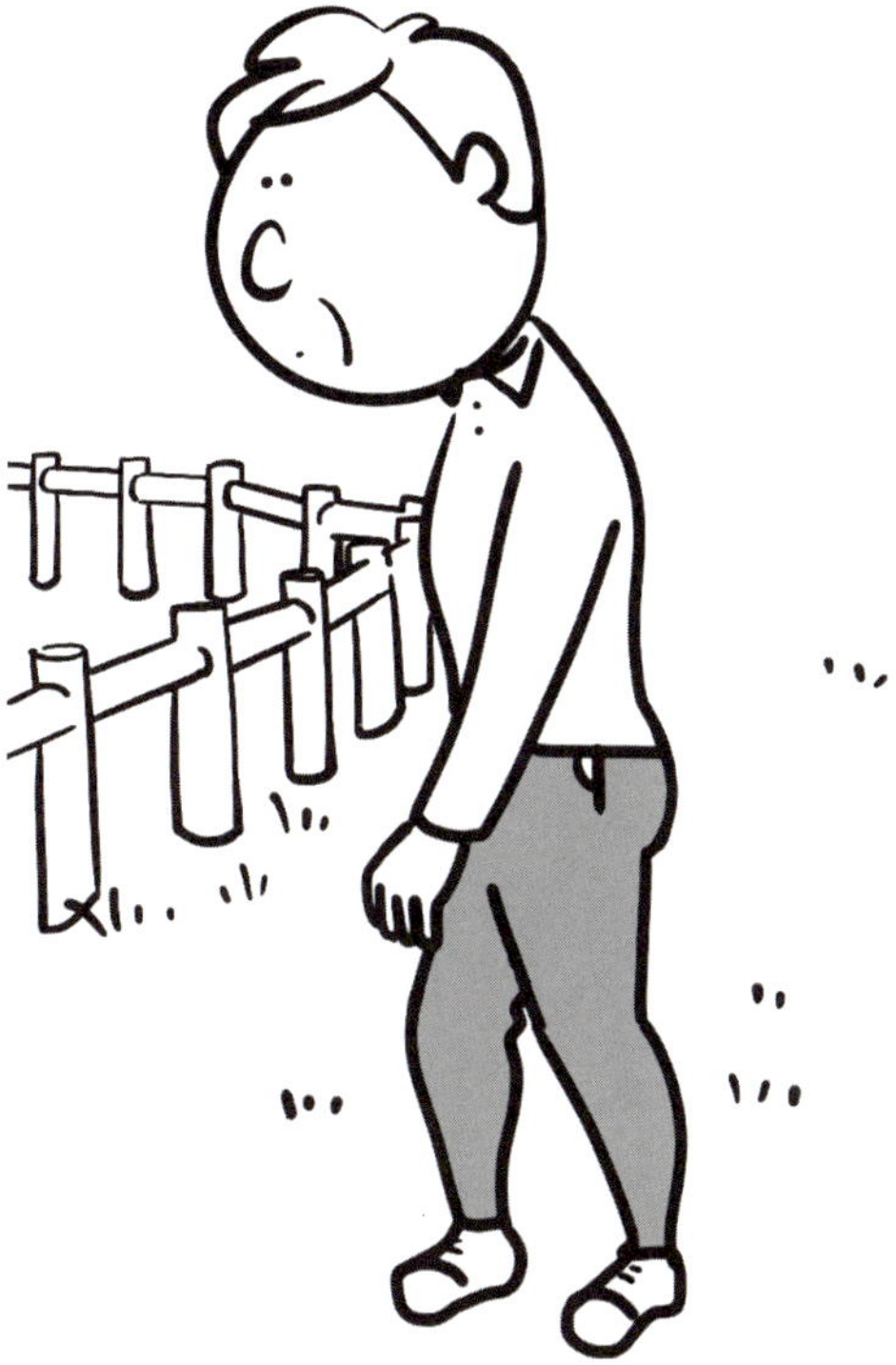

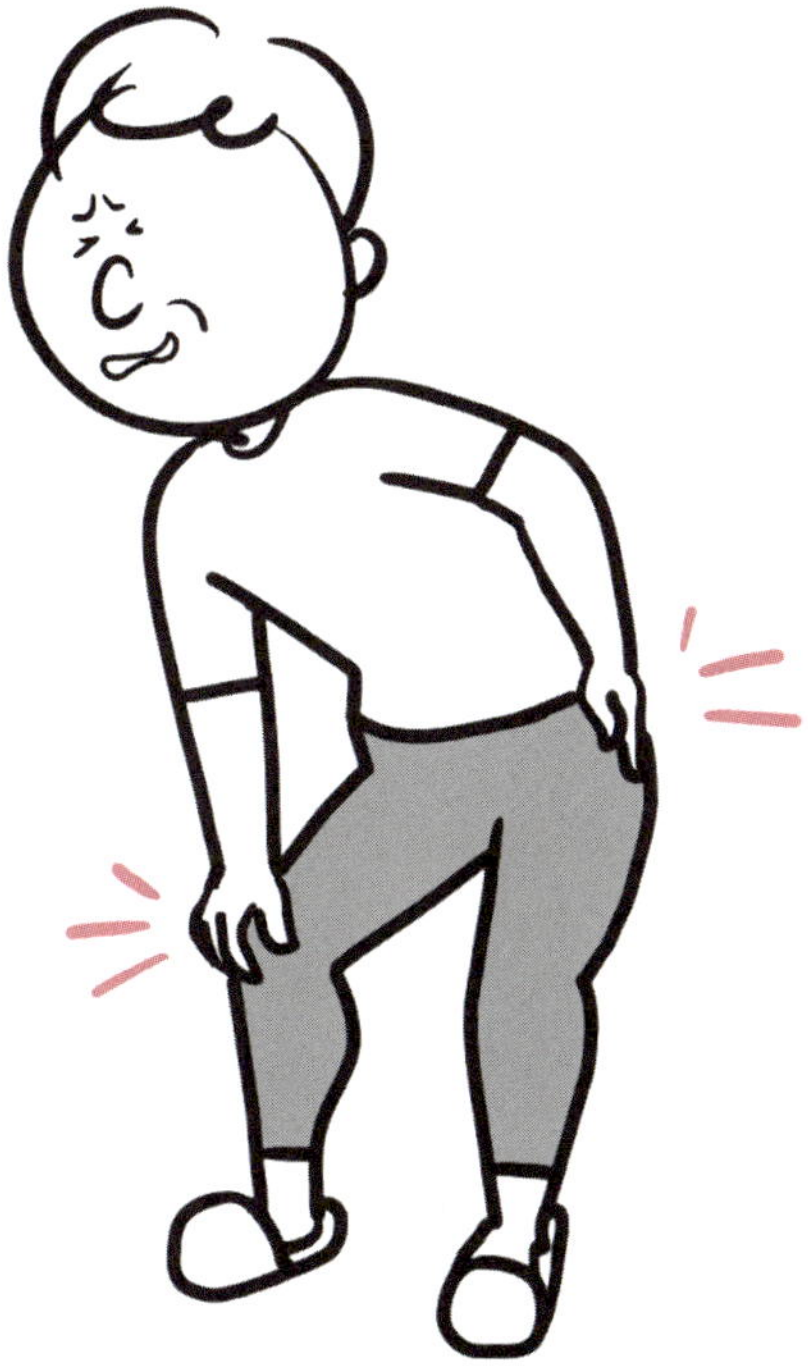

## 腰や膝の関節に痛みがある

関節に痛みがあると、かばうような歩き方になり、歩行姿勢が崩れて転びやすくなります。また、余分な力を使うので、少し歩いただけで疲れてしまいます。加齢にともなって関節の疾患は増えますが、膝や腰まわりの筋力強化やサポーターの利用など、歩行中の痛みを軽減する方法もあります。

### 階段を昇り降りするのが怖い

階段を使いたくない理由が「疲れるから」ではなく「怖いから」という人は、体のバランス機能の衰えを感じているのかもしれません。昇りでつま先が階段に引っかかる場合は足を引き上げる筋力、降りるときに体がぐらつく場合は股関節や膝関節を支える筋力の低下が考えられます。

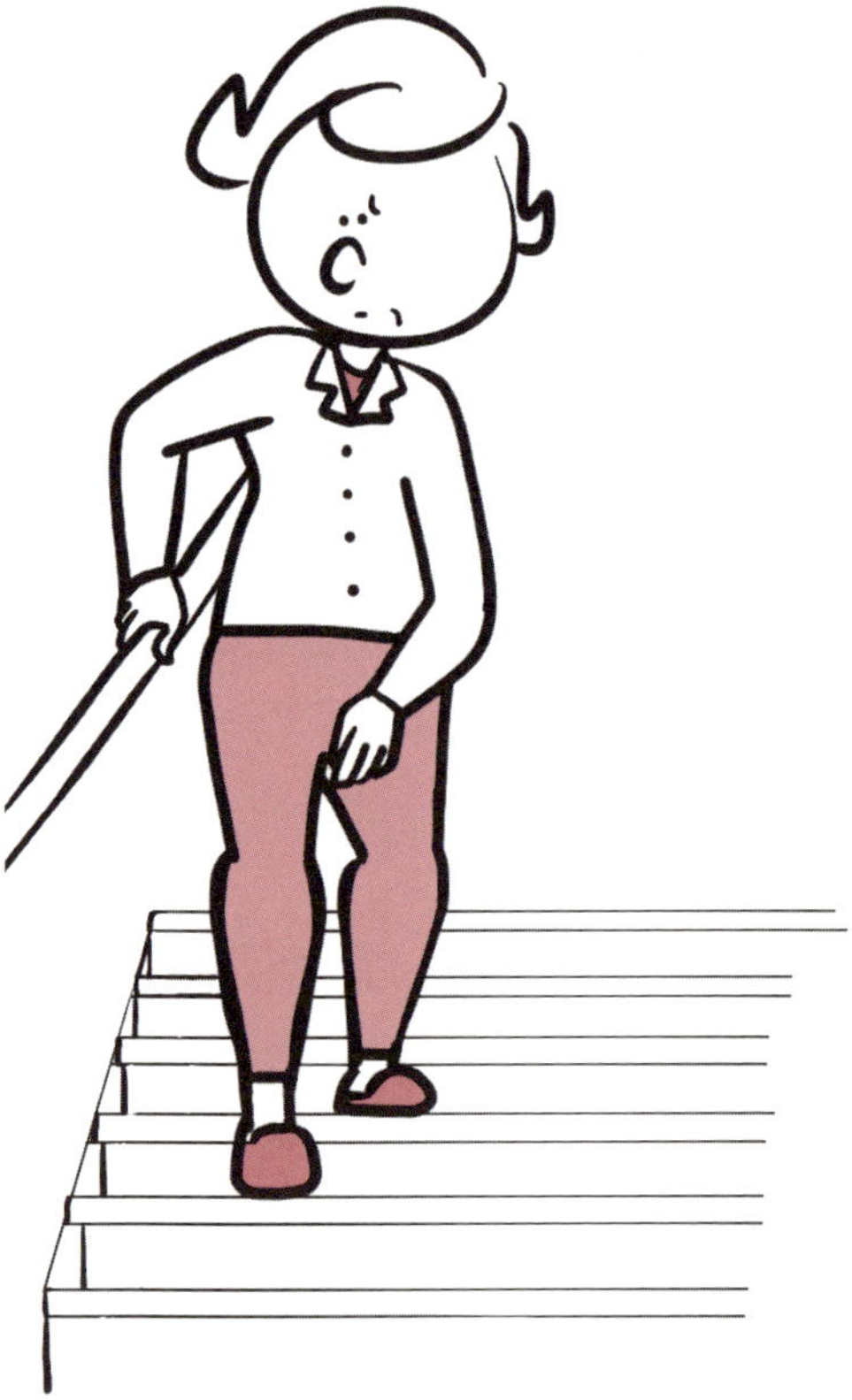

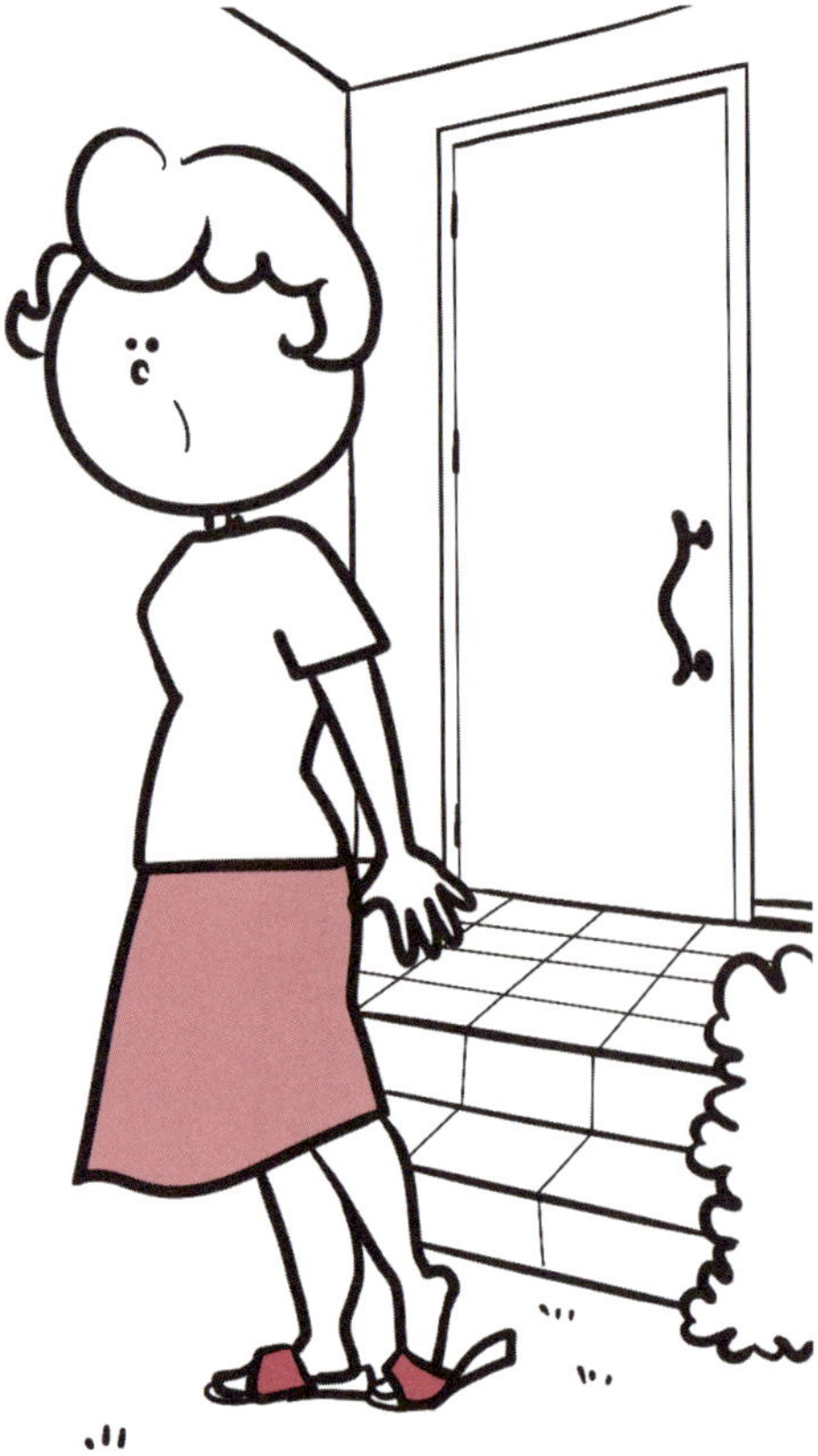

### スリッパやサンダルを愛用している

履きやすいものは、脱げやすいものでもあります。「右足で左足のスリッパを踏んでしまった」「玄関先で小走りしたら、つっかけサンダルが脱げた」など、履物が原因で起きる転倒事故は少なくありません。屋内でも屋外でも、足元の安全に注意しましょう。

### 複数の薬を服用している

薬の副作用によるふらつきも、転倒原因の一つです。服用する薬の種類が増えると、飲み合わせによる相互作用の影響も考えられます。医師や薬剤師に指導された用法・用量を守り、異変を感じたら相談するようにしましょう。

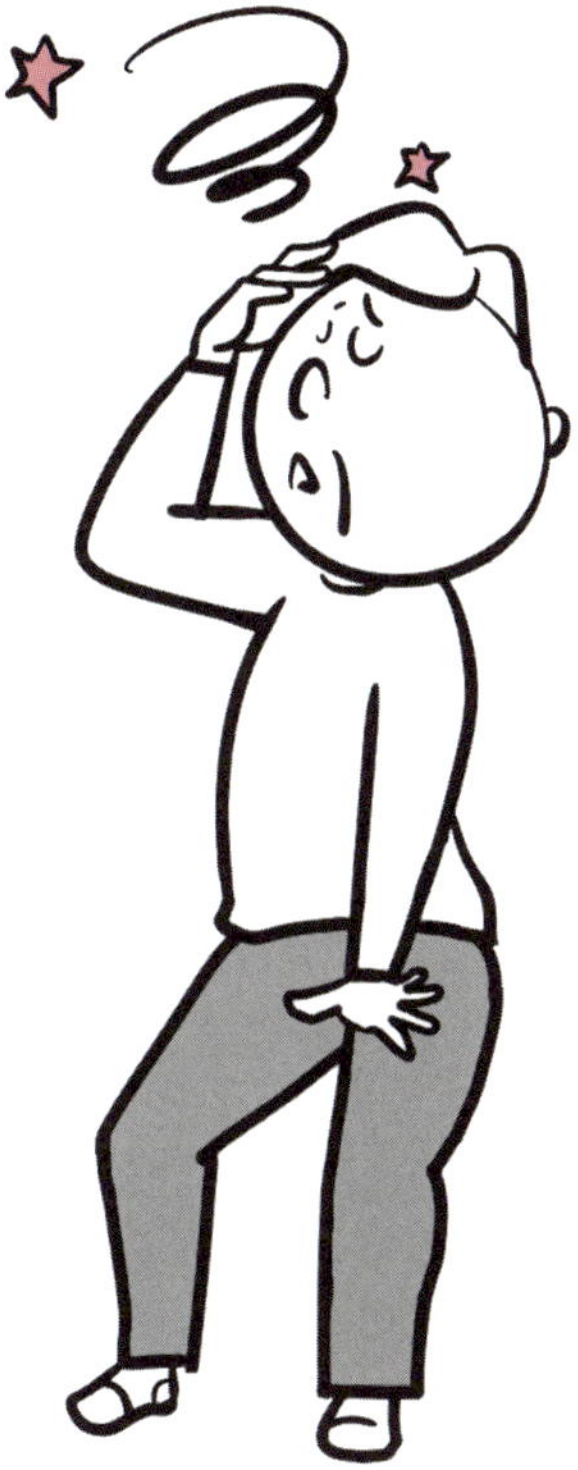

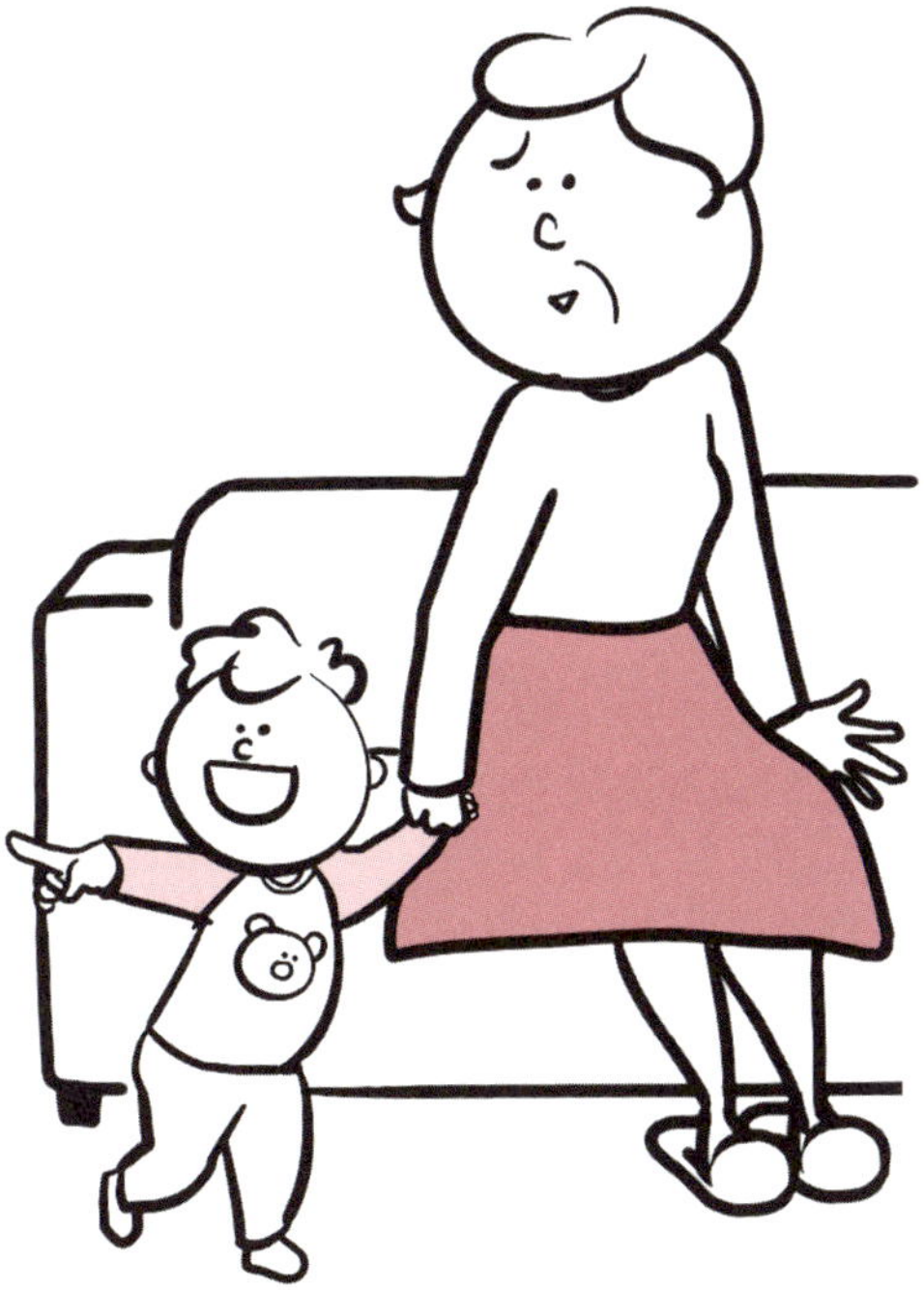

### 転ぶのが怖いから出歩かない

転倒や骨折の経験がある人、転びそうになってヒヤッとした人の中には、転倒への恐怖心から歩くことに消極的になる人もいます。運動量が減ると筋力は低下し、さらに転倒リスクが高まります。筋トレやストレッチで転びにくい体づくりをしながら、歩く習慣をもちましょう。

# はじめに

健康に長生きするために「歩くこと」が重要なのはよく知られていますが、高齢になってからは、「転ばないこと」「転んでも、重いケガをしないこと」「ケガをしても、また歩けるようになること」も大事です。そのカギとなるのは、日頃から筋力トレーニングやストレッチで「歩ける体」「転びにくい体」をつくること、そして、転倒が起きる原因を知ってそのリスクを減らすことです。

筆者は、理学療法士として訪問リハビリテーションに勤務し、多くの患者さんやそのご家族と接しています。転倒予防や杖などの歩行補助具について相談を受けることも多々あります。その経験をふまえ、本書では「歩くこと」や「転ばないこと」に特化し、高齢の方が自宅で無理なくできるトレーニングや、注意すべき転倒リスク、安定した歩行や杖の使い方のポイントなどを紹介します。

私たちの体の筋肉は貯めておくことができず、使わないとすぐに痩せて弱くなってしまいます。それは高齢になるほど顕著で、筋力低下で歩行姿勢が崩れると転びやすくなり、ケガを治すために安静にしているとますます筋力が落ち、リハビリを怠ると体の機能が十分に回復せず、場合によっては寝たきりの生活になってしまいます。寝たきりの状態は、認知症の一因にもなります。ですから、元気なうちからウォーキングなどの全身運動で筋力と心肺機能を維持し、万が一、ケガや病気でしばらく安静状態になっても、筋トレなどのリハビリに励んで「動ける体」に戻る必要があるのです。

しかし、筋トレやウォーキングは単調な作業でもあり、必要とわかっていても継続できない人が少なくありません。運動すること自体を楽しめる人は問題ありませんが、そうでない人には「トレーニングをした先にある楽しみ」をつくることをおすすめします。

筆者が担当した患者さんに、80歳代前半で背骨（腰椎）の圧迫骨折をした女性がいらっしゃいました。３か月に及ぶ入院生活は、リハビリの時間以外はほぼ寝たきり。一人で歩くまでには至らず、退院時も車椅子生活の状態でした。デパートが大好きな方だったので、退院後すぐに付き添いの人に介助されながら、車椅子でウィンドウショッピングに出かけました。しかし、一人で自由に買い物ができた入院前とは、だいぶ勝手が違います。「やっぱり自分の足で歩いて、お店を見て回りたい！」という想いが強くなりました。

退院後も外来でリハビリを続けていましたが、自宅でも指導された運動をきちんと行い、可能な範囲で家事もするなど、とても努力されました。医師にも積極的に助言を仰ぎ、退院から数か月後には、杖歩行や家の中での伝い歩きの練習を開始。１年後には、杖を使って歩きながらデパートで買い物を楽しめるようになったのです。

このように驚異的な回復を遂げられた患者さんにお会いすると、ケガや病気の程度、身体機能の差はあるにしても、「歩きたい！」という本人の前向きな気持ちが最も重要であると痛感します。自分が心から望む明確な目的がある人にとって、歩いたり運動したりすることは決して苦しいものでも、退屈なものでもなく、意欲的に取り組めるものなのではないでしょうか。

本書で紹介するのは、何歳になっても元気に歩き続けるための方法ですが、歩くこと自体は健康維持の手段にすぎません。ずっと元気でいることで得られる「楽しみ」を設定し、そこに到達するまでの過程をも楽しめたら理想的です。高齢になっても、１００歳になっても、歩くことを楽しめる――本書がその一助となれば幸いです。

２０１７年８月

西野 英行

# 目次

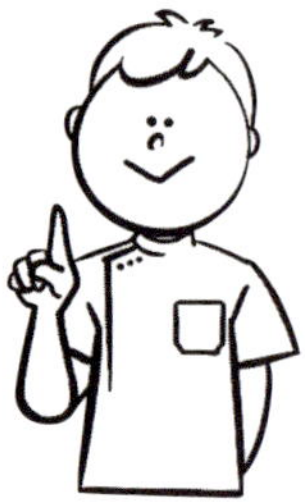

# 本書の使い方

本書は、転倒・骨折を防ぐために知っておきたい歩き方や杖の使い方、いつまでも自分の足で歩き続けるための体づくりについて紹介します。どの章から読み始めてもかまいません。

**転ぶことの何がそんなに問題なの？**

▶ **1章**で高齢者の転倒・骨折の先にあるものを知りましょう。その後、**2〜6章**へ

**転倒予防って、どうするの？**

**足腰には自信があるから、大丈夫！**

▶ **2章**で日常にある転倒リスクを知りましょう。その後、他の気になる章へ

**最近、歩くのが面倒に感じる**

**久しぶりに会った家族・友人に、足が細くなった（筋肉が落ちた）と指摘された**

▶ **3章**で現在の歩行能力や筋力をチェックして、**4章**のトレーニングをやってみましょう

**転倒リスクの自覚あり。今すぐ、トレーニングを始めたい！**

▶ まずは、歩行に特化した**4章**のトレーニングへ。その後、**2章**で「歩行の仕組み」を知り、**3章**の歩行チェックを定期的に行うのがおすすめ

**杖を使っても、歩行が楽になった感じがしない……**

**元気に出歩いてほしいから、高齢の親に杖をプレゼントしたい**

▶ **5章**で杖を選ぶときのポイント、正しい使い方を確認

**リハビリ中の人に付き添うときのコツが知りたい**

**本人が転倒予防に無関心。家族にできることはある？**

▶ **6章**で歩行中の介助方法、転倒リスクを減らすために周囲の人が注意したいことなどを紹介

# 1章 こんなに怖い！ 高齢者の転倒

「転倒」や「骨折」は、介護が必要となる主な原因の一つです。つまずいたり、転んだりした経験は誰にでもあるせいか、「そんなことで要介護になるの？」と驚く人も少なくありません。この章では、まず「高齢者が転倒・骨折するとは、どういうことなのか」を知っていただきたいと思います。

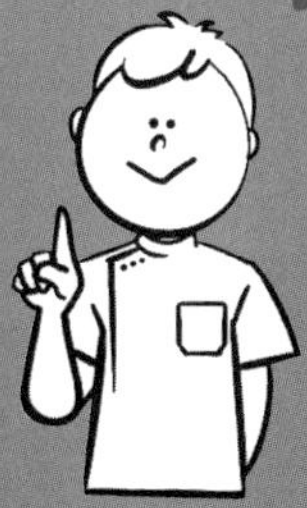

# なぜ、「高齢者の転倒は怖い」のか？

## 転倒・骨折から「要支援・要介護」に？

長寿国として知られる日本。厚生労働省が発表した平成28年の日本人の平均寿命でも、男性が80・98歳、女性が87・14歳と過去最高を記録しました。ただし、寿命には「健康寿命（健康上の問題で日常生活が制限されることなく生活できる期間）」というもう一つの尺度があります。

平均寿命と健康寿命の差分は、健康上の問題により日常生活に制限が生じる期間、つまり**介護や医療的ケアが必要となる期間**です。ちなみに、平成22年の時点で、**男性は約9年、女性は約13年**の差がありました。この期間が長くなるか、短くなるかは、生活の質の維持はもちろん、医療や介護にかかる経済的負担にも関係する重要な問題です。

加齢にともなう身体機能の衰えは、誰もが避けられません。とはいえ、日常生活の基本的な動作を自身で行うのが困難になり「要支援」や「要介護」の状態となることは、できるだけ避けたい、先延ばしにしたい人がほとんどではないでしょうか。

では、どのようなことをきっかけに、私たちは介護が必要な状態となるのでしょう。

次の表は、介護が必要となった主な原因（上位3位）を要介護度別に見たものです。脳血管疾患や認知症が目立ちますが、「骨折・転倒」も主要な原因であることがわかります。また、転倒した高齢者（60歳以上）の3分の2は何かしらのケガを負っています（「高齢者の住宅と生活環境に関する意識調査結果」平成22年度／内閣府）。多くは打撲やすり傷などですが、**骨折に至った人も約1割**います。そして、注目すべきは骨折した部位です。

高齢者が転倒により骨折する場合、その約25％は**大腿骨頸部《だいたいこっけいぶ》骨折**か**大腿骨転子部《だいたいこってんしぶ》骨折**であるといわれます。大腿骨頸部・転子部とも太ももの付け根部分にあり、ここを骨折すると、歩行能力が回復するまでに相当の時間を要します。また、治療の過程で寝たきりになってしまうケースも珍しくありません。

骨折というと、交通事故や高所からの転落など、大きな事故によるものをイメージされるかもしれま

## 平均寿命と健康寿命の差

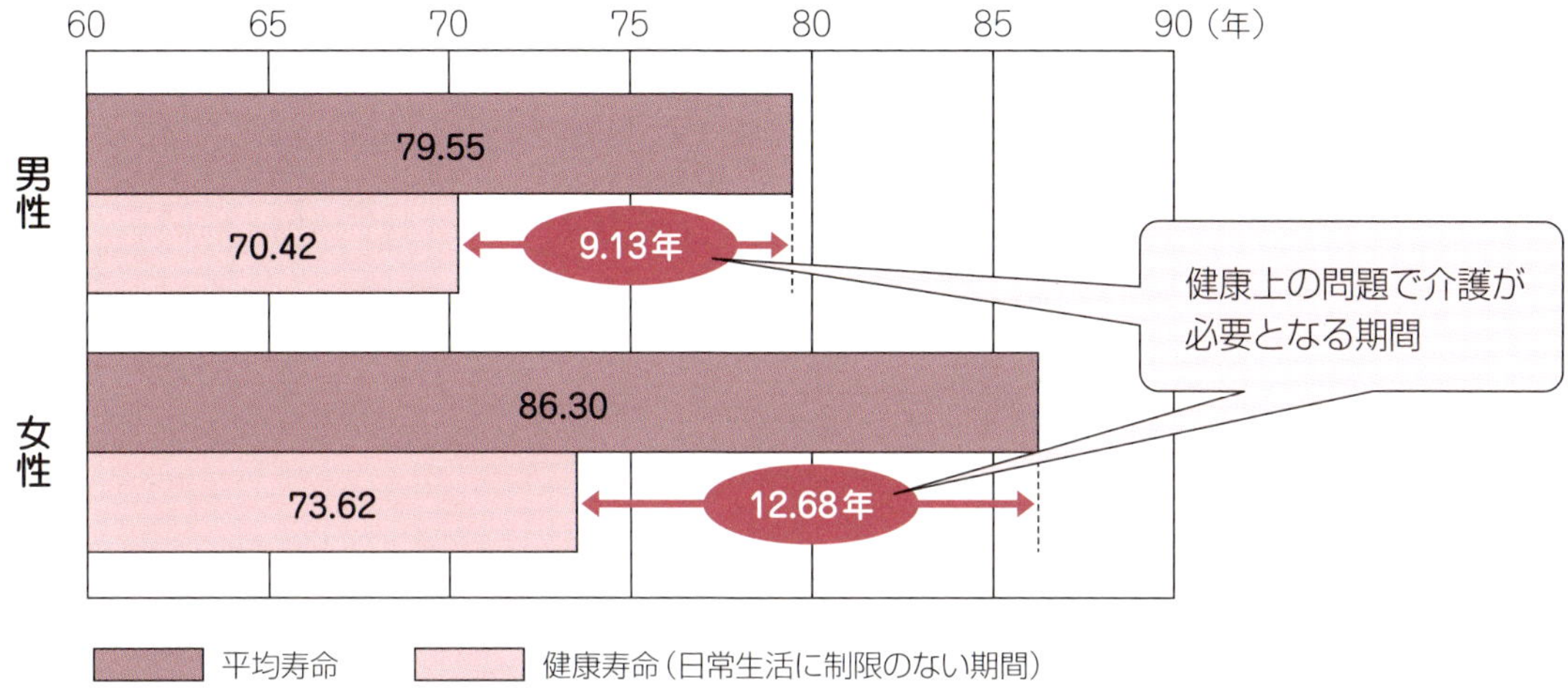


注：平均寿命（平成22年）は、厚生労働省「平成22年完全生命表」
健康寿命（平成22年）は、厚生労働科学研究費補助金「健康寿命における将来予測と生活習慣病対策の費用対効果に関する研究」

出典：「健康日本21（第二次）の推進に関する参考資料」平成24年／厚生科学審議会地域保健健康増進栄養部会・次期国民健康づくり運動プラン策定専門委員会

## 要介護度別に見た介護が必要となった主な原因（上位３位）

（単位：％）　平成28年

| 要介護度 | 第１位 | | 第２位 | | 第３位 | |
|---|---|---|---|---|---|---|
| 総　数 | 認知症 | 18.0 | 脳血管疾患（脳卒中） | 16.6 | 高齢による衰弱 | 13.3 |
| 要支援者 | 関節疾患 | 17.2 | 高齢による衰弱 | 16.2 | **骨折・転倒** | 15.2 |
| 要支援１ | 関節疾患 | 20.0 | 高齢による衰弱 | 18.4 | 脳血管疾患（脳卒中） | 11.5 |
| 要支援２ | **骨折・転倒** | 18.4 | 関節疾患 | 14.7 | 脳血管疾患（脳卒中） | 14.6 |
| 要介護者 | 認知症 | 24.8 | 脳血管疾患（脳卒中） | 18.4 | 高齢による衰弱 | 12.1 |
| 要介護１ | 認知症 | 24.8 | 高齢による衰弱 | 13.6 | 脳血管疾患（脳卒中） | 11.9 |
| 要介護２ | 認知症 | 22.8 | 脳血管疾患（脳卒中） | 17.9 | 高齢による衰弱 | 13.3 |
| 要介護３ | 認知症 | 30.3 | 脳血管疾患（脳卒中） | 19.8 | 高齢による衰弱 | 12.8 |
| 要介護４ | 認知症 | 25.4 | 脳血管疾患（脳卒中） | 23.1 | **骨折・転倒** | 12.0 |
| 要介護５ | 脳血管疾患（脳卒中） | 30.8 | 認知症 | 20.4 | **骨折・転倒** | 10.2 |

注：熊本県を除いたものである。

出典：「国民生活基礎調査の概況」平成28年／厚生労働省

せん。しかし、大腿骨頸部・大転子部骨折の**約7割は歩行中や立った姿勢からの転倒**によって起きています。急な動きをしてバランスを崩し転倒、ちょっとした段差に足を取られて転倒……など日常的な動作の中で転倒が起き、骨折にまで至るケースが少なくないと想像できます。

## ケガが治っても、起きられない？ 歩けない？

もし、転んで足の骨を折ってしまったとしても、骨折部位の治療やケアを行えば元通りに生活できるはず、と思われるかもしれません。しかし、高齢になると話はそう簡単ではありません。

たとえば足の骨を折ると、部位にもよりますが、以前と同様に足が使えるようになるまで、最低でも2～3か月はかかります。当然、その間は日常生活でも十分に足を使えません。人間は最大筋力（その人が重い物を持てる最大の力）の20％未満の活動しかしていないと、筋力の低下が起こりやすいといわれます。安静臥床《がしょう》（横になり安静にした状態）のままでいると、1日で約1～3％、1週間で10～15％の筋力が落ち、3～5週間もすると約50％に低下するという報告があります。

また、足首や膝、足の指の関節なども、動かさずにいると固くなり、どんどん動きにくい体になってしまいます。これは骨折などのケガに限らず、病気で長期間安静にしていた場合なども同様です。さらに、歩行は筋力だけでなく心肺機能の維持・向上にもつながる全身運動なので、歩けなくなるということは、そうした効果も得られず、体がどんどん弱ってしまうということでもあります。

こうしたケガや病気そのもの以外に生じる障害を、「**二次障害**」と呼びます。ケガの治療や病気療養では、二次障害のリスクを減らすことや、二次障害から回復することもまた重要です。

旧来の医療では、病後は安静状態を維持することが大切とされていました。足の骨が折れたら、安静にしていたほうが、骨が変形してくっつく恐れもないですし、医学的にも管理しやすくなります。しかし、人間の体はすべての器官がほかの部位と連携して活動しています。安静を過剰に続けると、ケガや病気をした部位は完治しても、それ以外の部位が弱ってしまい、結局、体を思うように動かせないということになります。

## 寝たきりになると、認知機能も低下？

二次障害は、筋力低下や関節の可動域の低下だけ

**大腿骨頸部を骨折した場合の経過**

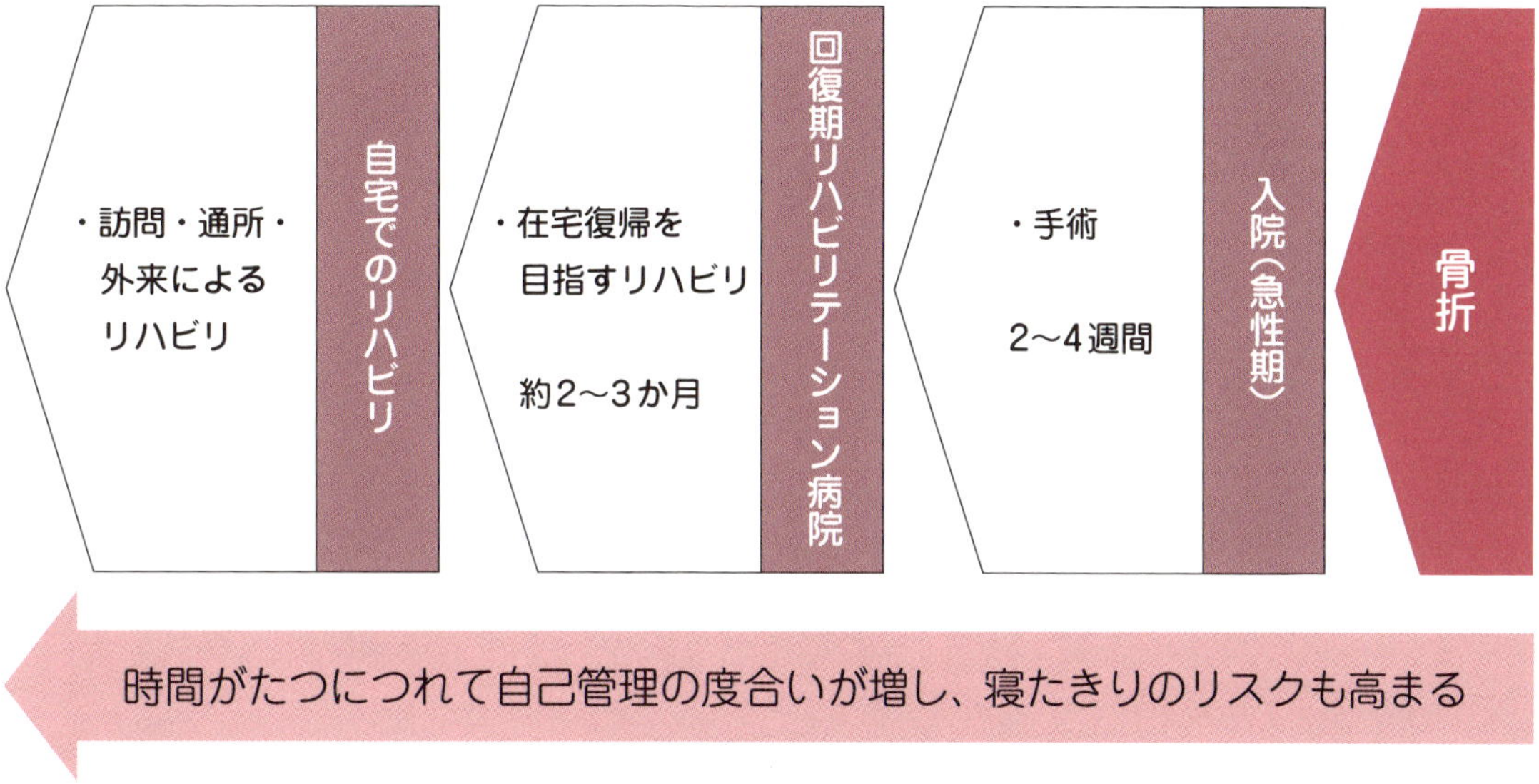


ではありません。「体を動かしにくいから活動量が減る→さらに体が弱くなり、動けなくなる→寝たきりの状態になる……」という負の連鎖に陥ると、心臓が血液を送り出す力も弱くなりますし、精神神経系にも影響が出てきます。寝たきりになって、日中の活動量が減ると脳への刺激も少なくなるので、認知機能が低下し、時間や場所などを把握する感覚も低下してしまいます。

つまずいて転ぶ――誰にでも起こりうることですが、**高齢者の転倒や骨折は、その後の暮らしを大きく変えてしまう可能性がある**ことも知っていただきたいと思います。

## 健康維持は自分のためだけではない

大事なポイントは、もう一つあります。

将来、介護が必要な状態になったら、その人が日常的に行ってきた動作は、家族や介護スタッフなどに手伝ってもらうことになるでしょう。たとえば、足腰が弱く、一人では歩けないという人でも、立つことが可能なら、ベッドから車椅子への乗り移り（移乗動作）を自分でできることが多いです。介助が必要な場合も、一瞬でも本人の足の力で体重を支えられたら、介助する人はかなり楽になります。

たとえわずかでも残存する能力があり、それを活かすことができれば、介護の負担は軽減されます。**健康管理や体力維持は、本人の生活の質を保つだけでなく、家族の負担軽減にもつながっている**のです。

## 転ばないためには、まず「知る」こと

では、転ばないために、どのようなことに気をつければよいのでしょう？

筆者が普段リハビリテーション（以下、リハビリ）で接している患者さんの多くは、自身の健康にとても気をつけていらっしゃいます。食事内容に注意したり、運動を習慣づけていたり、いわゆる生活習慣病の予防に熱心な人はとても多いです。しかし、「転倒・骨折」への危機意識は、まだ高まっていない印象を受けます。「転ばないために、何か気をつけていますか？」と聞いても、「足を鍛える」「段差に注意する」という答え以外はほとんど返ってきません。

ウォーキングなど、「歩くこと」が健康によいことは広く認知されていますが、それと同じくらい**「転倒予防」の知識も普及する必要がある**と感じています。健康のために意欲的に歩いたとしても、転倒リスクの高い歩き方であれば危険ですから。

また、「転倒・骨折」に対する意識は、転倒の経験によっても違いがあるようです。高齢者が大腿骨頸部を骨折すると、骨が癒合・固定されるまでに最低でも3か月ほどかかります。その間、患者さんは体力を落とさないように、痛みの残る足で歩いたり、筋力トレーニングをしたりします。本人の体力や運動歴などにもよりますが、このリハビリはかなり大変なものです。

そのため、転倒して辛いリハビリを経験した人の中には、「二度とこんな思いをするものか」と、転ぶことに対して危機意識が高くなる人も多いです。滑りにくく、安定して歩ける靴を履いたり、つまずく原因となるすり足を解消するトレーニングをしたり。一方で、転ぶことへの恐怖心から出歩かなくなり、活動量の減少でますます転倒リスクの高い状態になってしまう人もいらっしゃいます。

また、転んだ経験がない人だと、生活習慣病などのリスクと比べて転倒リスクを重大にとらえていない傾向も見受けられます。しかし、転んでからでは遅いのです。

まずは、「転倒・骨折」が高齢者の生活に与える影響の大きさを知って、自身の歩き方をチェックしてみてほしいと思います。そして、転倒リスクのある状態なら、転ばない体づくりや、転ばない歩き方を、日々のトレーニングで身につけていきましょう。

# 2章

# なぜ、転びやすくなるのか

「歩く」という行為には、とても複雑なメカニズムが働いています。何らかの原因で、その仕組みが正常に機能しなくなると、歩行は不安定になり、転倒の危険性が高まります。この章では、歩行の仕組みと、加齢にともなって増える転倒リスクについて紹介します。少々専門的な言葉も出てきますので、先に３章や４章へ進み、時間のあるときにこの章を読んでもかまいません。

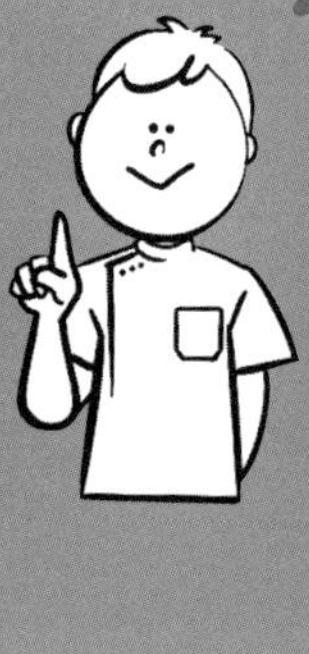

歩行の仕組み

# そもそも、人はどうやって歩いている?

私たちは普段、当たり前のように歩いたり、体を動かしたりしていますが、そこには実に巧妙なメカニズムが働いています。「転倒しない歩き方」を知る上でも、歩行の仕組みを知っておくことは大切です。ただし、「今すぐ転倒予防やトレーニング方法を知りたい!」という場合は、P24以降の「転びやすくなる理由」から、あるいは3章、4章を先に読んでから、このページに戻っても問題ありません。

## 下半身は逆さまの振り子?

人が直立した姿勢のとき、**体の重心(最も重い所)は骨盤**にあります。「歩く」という行為は、この重心(骨盤)を効率よく前方向に運ぶ運動なのです。

では、どうやって重心を前に移動するのかというと、「振り子の原理」が関係しています。左図のように、骨盤を重りに見立て、振り子の上下を逆さまにした状態(倒立振り子モデルといいます)が、歩行の仕組みの基本。この振り子の動きがうまく機能すると、楽に安全に歩くことができます。

## 体を運ぶ3段階の仕組み

そして、この倒立振り子モデルを成立させるために必要なのが、「ロッカーファンクション」という回転軸の機能です。歩行動作の中には、3段階のロッカーファンクションがあります。

まず、片足を踏み出すと、踵《かかと》が地面に着きます。そのとき、骨盤は一番低い位置にあります(A)。踵を手で触ってみるとわかるように、踵の骨は丸い形をしています。この丸い形状により、踵の骨を支点に地面を転がることで、前方向への推進力が生まれます。この仕組みをヒールロッカーといいます。そして、支点は踵から足首へと移動し、骨盤の位置も上昇していきます。

足の裏全体が地面に着いた状態のとき、骨盤は真上の最も高い位置にあります。その直前、支点となった足首では関節の動きによって前方向に倒れようとする力が、膝下(下腿部)から太もも(大腿部)へと伝わります(B)。これはアンクルロッカーが働いている状態です。

前方への推進力に従って、接地していた足の裏は踵が浮き上がり、支点が足首から足の指へと移ります(C)。この状態をフォアフットロッカーといいます。

高い位置にあった骨盤は、重力により徐々に落下します。そして、つま先が地面から離れる際に地面を蹴る力と、反対側の足の踵が前方に着地してヒールロッカーが働くことで、骨盤は再び引き上げられます。安定した歩行とは、この骨盤が落下する力を推進力に変えるメカニズムのことなのです。

何らかの問題により、これらの機能のうち一つでも正常に働かなくなると、余分な力が必要になったり、疲れやすくなったり、転倒しやすくなったりするのです。

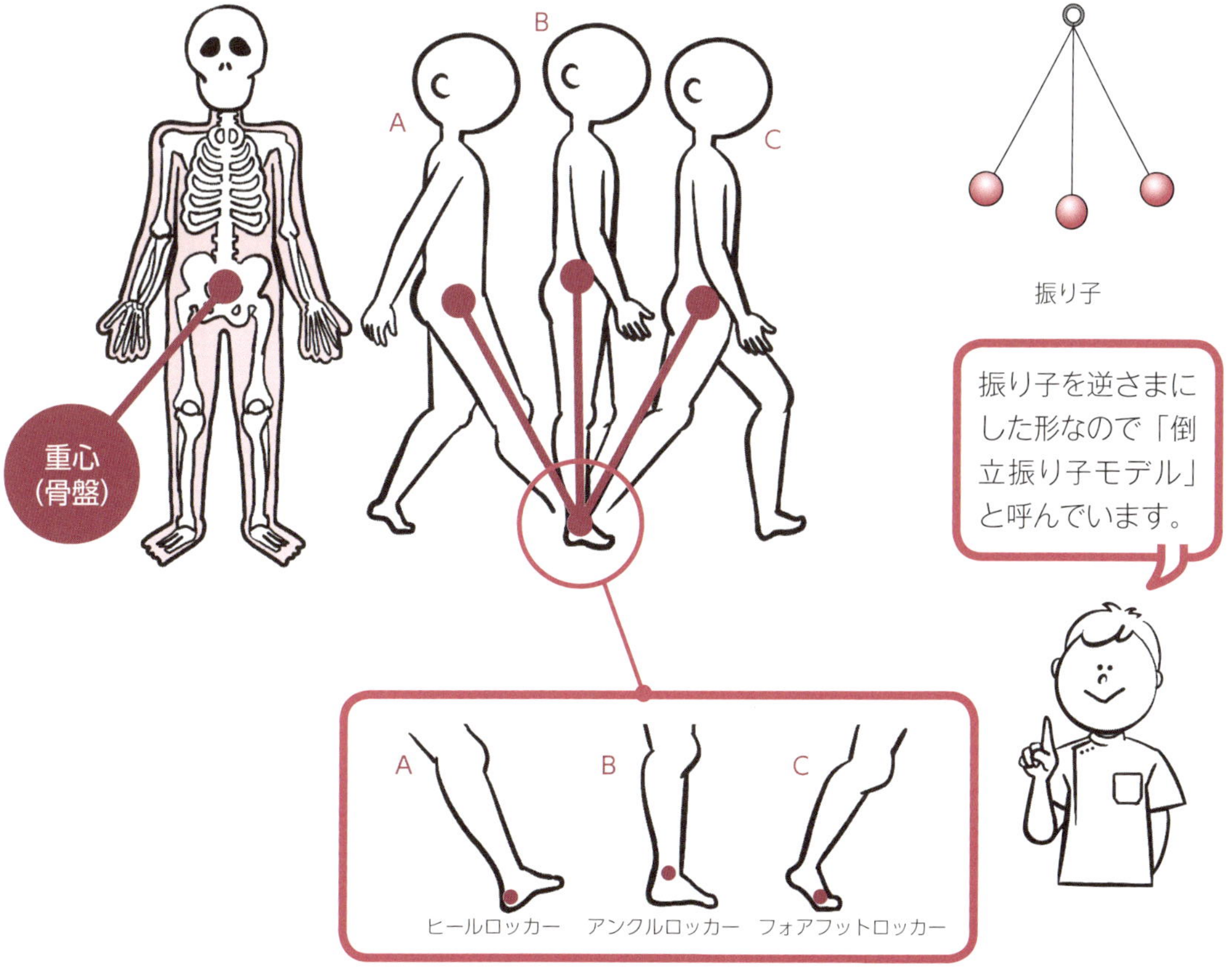

歩行と筋肉

# ずっと歩き続けるために必要な筋肉とは？

## 骨盤を安定させるお尻の筋肉

歩行に必要な3段階の仕組みをうまく働かせるために重要なのが筋肉です。理学療法士が患者さんの状態を把握する際には、歩行動作をいくつかの周期に分けて観察し、どの部分に問題があるのかを推測します。

まず、歩き始めの踵が着地する瞬間に、先述のヒールロッカー機能が働くためには、**大殿筋**《だいでんきん》という**お尻の筋力**が必要です。

大殿筋は骨盤と太ももの後ろ側に付いていて、この筋肉が収縮することで大腿骨（太ももの骨）を後ろに引っ張ったり、股関節（足の付け根）を伸ばし広げたりします。うつ伏せに寝た状態で、左右どちらかの足を床から浮かせてみてください。お尻から太ももの裏側あたりに力が入るのを感じるでしょう。

ヒールロッカーを働かせるためには、骨盤から踵にかけて、足をまっすぐ伸ばす必要がありますが、骨盤は大殿筋の収縮によって定位置に保たれるので、この筋肉がとても重要なのです。

大殿筋が弱っていると、踵が地面に着いた瞬間、股関節のところで上体が前に倒れ、膝も曲がってしまいます。これではヒールロッカーが機能せず、前方向への推進力が得られません。体が曲がると、体の最も重い部分である骨盤（重心）が後ろに残って上へ引き上げられず、「逆さまの振り子の仕組み」が機能しないのです。

また、ヒールロッカーを働かせるためには、**前すねの筋肉（前脛**《ぜんけい》**骨筋**《こっきん》**）**の機能も重要です。この筋肉が収縮すると、つま先が上に上がります。踵が接地するとき、つま先がパタンと落ちた（足の裏が地面に着いた）状態では、踵の丸みを利用して地面を転がることができません。だから、前脛骨筋により足先を上げた状態に制御する必要があります。

## ふくらはぎの筋肉で前に進む

2段階目のアンクルロッカーは、足が地面に対して完全に垂直になる直前に起こります。このときに必要になるのが**ふくらはぎの筋肉（下腿三頭筋《かたいさんとうきん》）**です。この筋肉の収縮によって、足首の関節を支点に、タイミングよく膝下～太ももを前方へ倒します。

ふくらはぎの筋力低下でアンクルロッカー機能が働かないと、歩行中に膝がカクッと折れやすくなるなどの障害が出てきます。

足の指を支点に機能するフォアフットロッカーのときも、骨盤の移動にともなう前方への推進力を加速させるために、下腿三頭筋が強く収縮してその制御を行います。

このように、関節や筋肉がお互いにうまく機能して、初めてスムーズな歩行ができるのです。本書で紹介するトレーニングは、ここで説明したお尻や前すね、ふくらはぎの筋肉を鍛えたり柔らかくしたりするものが中心になります。

**前脛骨筋（前すね）**

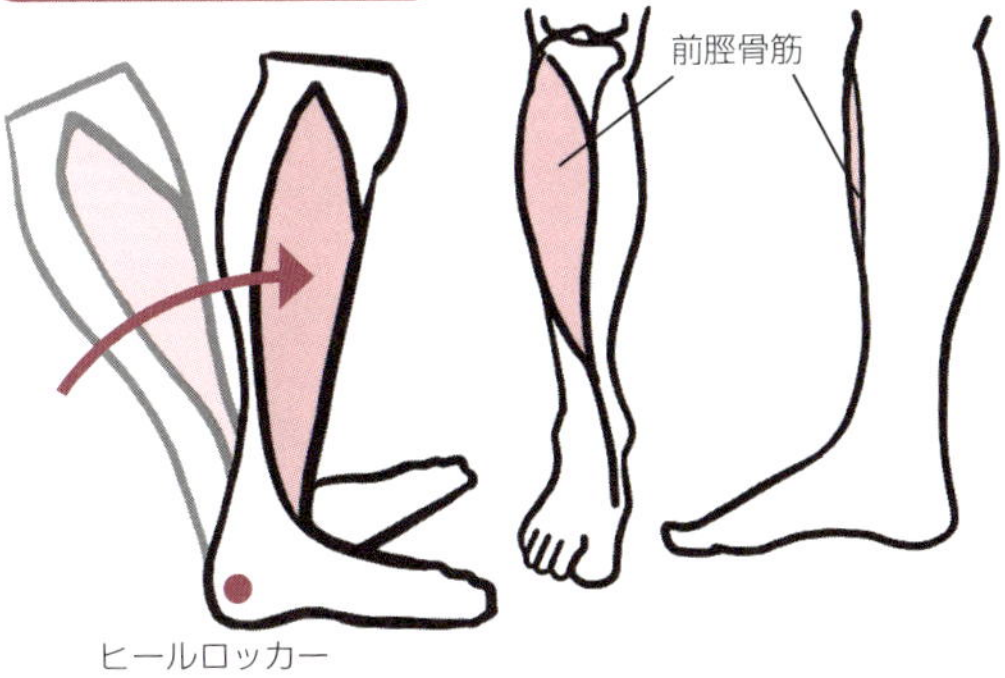


**大殿筋（お尻）**

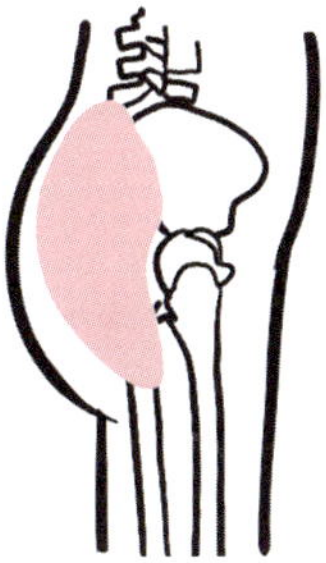

**下腿三頭筋（ふくらはぎ）**

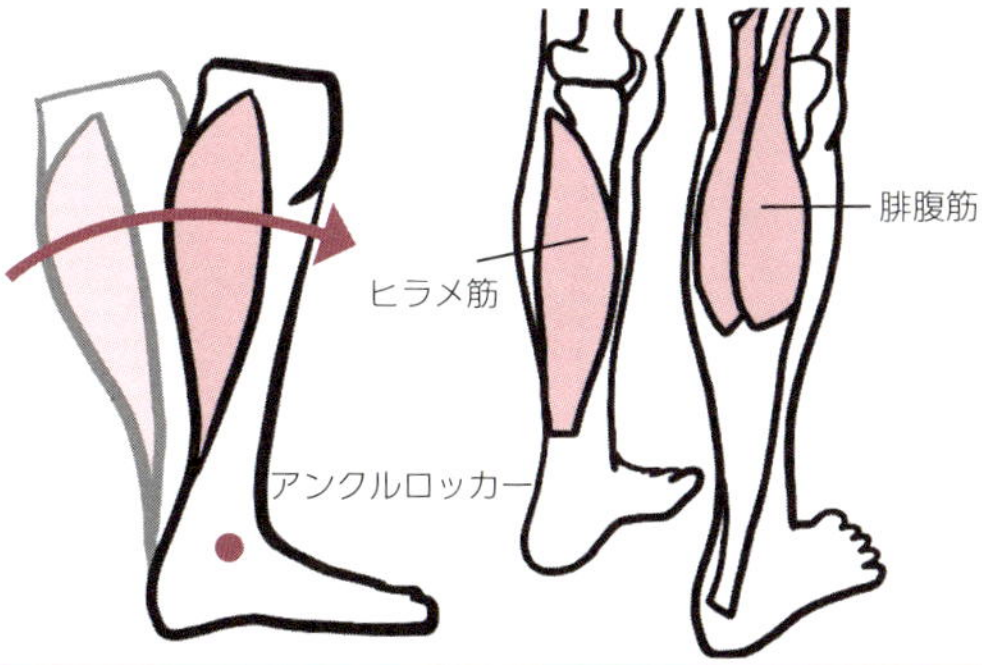


体が曲がるとヒールロッカーが動かず、推進力が止まってしまう。

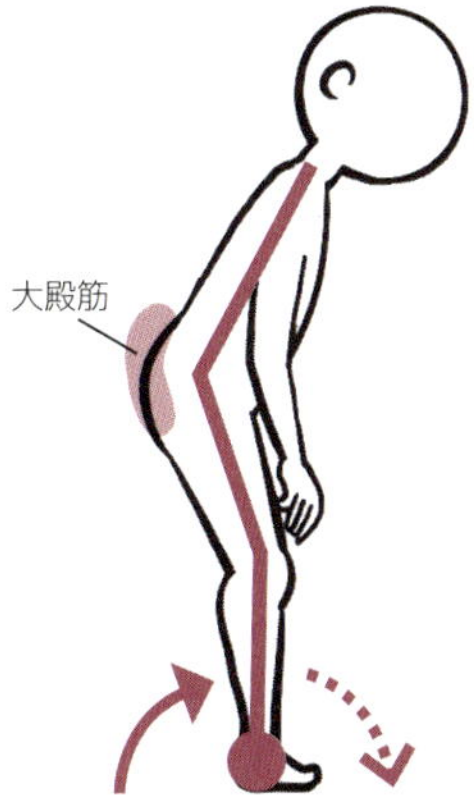


ふくらはぎの筋肉には、腓腹筋（膝関節のやや上からアキレス腱へとつながり、踵の骨に付く）やヒラメ筋（膝関節のやや下から始まって踵の骨に付く）が含まれています。

# 安静にしていたら筋力が落ちた？

## 高齢者の筋力低下は要注意

歩行の仕組みが大まかにわかったら、「転びやすくなる原因」について考えてみましょう。歩行の仕組みを機能させるためには、体の**重心（骨盤）をしっかりと支えて制御する筋力**が欠かせません。加齢により筋力が落ちると、疲れやすく、歩行が困難になります。

若い人でも、長距離を歩いたり、山登りをすると、終盤、足に力が入らず速度が落ちたり、つまずいたりするでしょう。「何もない場所でつまずくことが増えた」という人は、いつもどおりに足を動かしているつもりが、実際には筋力が低下して自分が思うほど足が上がっていない可能性があります。

筋力低下について、とくに高齢者が注意したいのは二次障害としての**廃用症候群**です。活動量の低下により体に生じる様々な症状のことで、病気やケガで安静にしていた人が、通常の活動を再開しようとしたら、思うように体を動かせなかったり、すぐに息が上がってしまったりするものです。

若ければ、次第に体力が戻って動けるようになりますが、高齢者の場合は体を支持する筋力が低下し、歩く際に重心をうまくコントロールできなくなります。**元気だったお年寄りが、ちょっとした病気やケガをきっかけに寝たきりになる**ケースが多いのはこのためです。病気やケガをしたら治療に専念するのが第一ですが、高齢者は過度な安静を避け、早期からのリハビリなどで筋力低下を防ぐ必要があります。また、普段からよく歩く人は筋肉があり、骨も強く、安静状態になっても廃用症候群の影響を少なくできます。日頃の運動習慣は何より重要です。

**歩行に関係する廃用症候群の症状**

- □ 筋肉がやせて衰える
- □ 関節が固まり、可動域が狭くなる
- □ 骨がもろく、骨折しやすくなる
- □ 心拍出量（心臓が拍出する血液量）が低下し、疲れやすくなる
- □ 急に立ち上がると、ふらつきが起きる

転びやすくなる理由

# 転倒経験者はまた転びやすい？

## 関節の痛みで歩けない……

関節や筋肉に痛みがあると、歩く動作に支障が出ます。たとえば、足首を捻挫したり、足裏の魚の目や踵の靴擦れなどの痛みがあると、かばうような歩き方になり、疲れやすく、転びやすくなったという経験は誰でもあるでしょう。

効率のよい安定した歩行のためには、足の各関節、具体的には股関節、膝関節、足関節それぞれが十分に機能することが重要です。

しかし、高齢になると膝関節や股関節に痛み・不具合を感じる人が増えます。骨格を支える筋肉が減って、関節への負担が大きくなるからです。また、骨同士の間のクッションとなる軟骨がすり減ること、関節をスムーズに動かすための滑液の分泌が減ることなども、加齢にともなって生じる原因です。ほかにも様々な原因で症状が進み、**股・膝関節の変形**（変形性股関節症や変形性膝関節症）を発症することもあります。

また、**大腿骨頸部**《だいたいこっけいぶ》**骨折**も高齢者に多いケガです。大腿骨頸部は太ももの骨の一部で、股関節のあたりにあり、若い人の骨折ではあまり見られない部位です。高齢者（とくに女性）は骨がもろくなっていることから、ちょっとした転倒で折れやすくなります。

股関節は歩行動作の要なので、骨折すると、しばらくの間は運動量が著しく低下します。そして、廃用症候群を発症したり、リハビリで歩けるようになっても歩行能力が落ちてしまう傾向があります。

一度転倒したことがある高齢者は、短期間のうちにまた転ぶ確率が高いといわれますが、関節の痛みや可動性の低下で、効率のよい安定した歩行ができなくなることが一因です。

また、「歩くと痛い」「すぐに疲れる」といった理由で歩くことが億劫になり、ますます運動量が減少し、関節が固まってしまい、さらに転びやすくなる……という悪循環にも陥りやすくなります。

## 膝用サポーターで歩き始めの痛みを減らす

リハビリの現場では、変形性膝関節症による膝の痛みにより、歩行や運動の量が減ってしまう人を実に多く目にします。

高齢になるにつれて、変形性膝関節症に悩む人が増えますが、この痛みの特徴は「スターティングペイン」と呼ばれる、歩き始め（立ち上がり、動き始めなども同様）の時期に痛みが強く出ることです。そして、この歩き始めの痛みにより、歩くことが怖い、あるいは億劫になってしまい、膝の状態がさらに悪化しがちです。

変形性膝関節症では、膝まわりの筋肉を強化する運動療法や、膝への負担を軽減するための肥満の改善などが一般的です。筋肉強化としては、膝への負担を軽くした状態で歩くことも効果的で、たとえば杖や歩行補助具を使ったり、膝用サポーターを装着して歩いたりします。膝用サポーターを補助的に使うと、歩き始めの膝の痛みが軽減でき、歩くことへの心理的なハードルが低くなります。

市販の膝サポーターには、「保温効果があるもの」と「膝の固定効果があるもの」の2つのタイプがあります。保温タイプは、膝関節が冷えるのを防ぎ、冬などの寒い時期には膝痛を多少軽減させる効果もあります。伸縮性があって動きやすいので、膝のサポーターというとこちらをイメージする人も多いでしょう。

ただし、歩行時の膝の痛みを軽減したい場合は、固定作用が強いタイプが用いられます。このタイプのサポーターには、膝の側面（内側も外側も）に支柱が付いていて、歩行中に膝関節へ荷重がかかったときのストレスを減らすため、高い疼痛軽減効果が期待できます。痛みが軽くなり、歩く機会が増えれば、脚力低下の悪循環も防げるかもしれません。

サポーターは、用途や痛みの程度に応じて使い分けます。適切なものを使ってこそ効果が得られるので、膝痛で悩んでいる方は、主治医に相談することをおすすめします。場合によっては、医療保険を使ってオーダーメイドでサポーターを作成できることもあります。

転びやすくなる理由

# バランス感覚が衰えて自分の体を制御できない！

## 脳卒中の後遺症による麻痺

筋力や関節の問題に加え、全身的な**バランス感覚の衰え**も転倒リスクの一つです。私たちが何か動作をするとき、無意識のうちに重心の位置をコントロールし、バランスをとっていますが、その能力が低下するということです。

たとえば、脳の血管が詰まったり、破れたりすることで起きる脳卒中（脳血管疾患）では、後遺症として片麻痺などの**運動麻痺**が残ることが少なくありません。麻痺の程度にもよりますが、体の一部がスムーズに動かせなくなれば、当然、全身のバランスも崩れて転びやすくなります。

## パーキンソン病による震え

また、50代以降に発症が増えるパーキンソン病も、転倒リスクが高まる疾患の一つです。**手足の震えや筋肉のこわばり**が見られ、症状が進行するにつれて、歩行などの日常動作が徐々に困難になっていきます。

人体は、骨格系と筋肉系の運動器が協調して一つの運動を行います。どこかに問題があれば、当然、ほかの部分にも影響が出ます。筋肉は中枢神経の制御により、いつでも収縮できるように適度な張力が保たれていますが、脳卒中片麻痺やパーキンソン病などでは、全身の筋肉が常に高い緊張状態、またはずっと弛緩した状態になることがあります。筋緊張を制御できなくなると、全身の協調性が低下し、「こんな動きをしたい」と脳が指令を出してもうまく運動できません。運動のタイミングやリズムがつかめず、ぎこちない動きになるのです。バランス障害が起きる原因としては、体幹（胴体部分）の筋肉の衰えなどほかにもいろいろとありますが、脳卒中麻痺やパーキンソン病も大きな問題の一つです。

筋肉は異常に緊張していても、弛緩していても、痛みを生じやすくなり、その痛みが転倒の一因となる場合もあります。

# 認知症や視力の低下でも転びやすくなる？

## バランス能力にも影響

高齢者の転倒というと、足腰の筋力低下がまず思い浮かびますが、注意力や視力・視覚の問題も軽視できません。たとえば、認知症の人や、白内障などで視力が低下している人です。歩行中に障害物に気づかず衝突したり、歩く行為に意識を集中できず、転びやすくなります。

**認知症が進むとバランス能力にも影響**が出てきます。筋力には問題がなくても、体のバランスを崩して、よろけたり転んだりすることが増えるのです。また、認知症にともなう幻覚や妄想、抑うつなどの症状を改善するために向精神薬を服用していると、その**副作用でふらつき**が起き、転倒につながる可能性もあります。

さらには、**見当識（時間や場所などを把握する感覚）や空間認知能力（周りにある物体の状態や自分との距離感を立体的にとらえる能力）の低下**により、周囲の状況や自身の身体状態を適切に認識できない場合もあります。歩行中に床に落ちている物が目に入り、とっさに拾おうとして体のバランスを崩す、自分のいる場所がわからなくなり、焦って走り出して転ぶなども危険な動作です。家の中を整理整頓することが難しくなり、散乱した物につまずいて転倒……というケースも認知症の影響に含まれるでしょう。

## 障害物を見落としてつまずく

視覚については、**加齢による視力低下や白内障、視野狭窄**などがあります。本人の自覚がないまま、周囲の様子が見づらい、視野が狭まる、物を立体的にとらえられない、といった症状が徐々に進み、障害物や段差に気づかずに転んでしまうケースが増えるのです。視野が欠けていても、大脳が周りの景色から視覚情報を補うことで、本人の自覚がないまま症状が進んでしまう場合もあります。

定期的に眼科を受診するなど、日頃から眼の健康状態に注意して、白内障の手術や眼鏡の度数調整など、適切な対応が大切です。

# ふらつき、めまいは薬のせい？

## 薬の副作用が転倒リスクに

高齢になると、何らかの薬を日常的に服用する人が増えます。認知症のところでも少し触れましたが、**「服用する薬剤の影響」も転倒リスクの一つ**といえます。

たとえば、睡眠剤や筋弛緩作用のある薬を服用していると、朝、目が覚めても、体がすぐにはいうことを聞かず、転びやすくなります。薬を処方される際も、「起床後のふらつきや転倒」に注意するよう言われるはずです。起きた直後には急な動作をしない、転ばないように注意して歩くなどの配慮が必要でしょう。

また、基本的なことですが、指導された用法・用量を守り、自己判断で服用しないこと、異変を感じたら専門家に相談することも大事です。高齢や病気のために服薬管理に不安がある場合は、家族やヘルパーさんなどに注意して見てもらう必要があるかもしれません。

服用する薬の数が増えると、副作用が起きやすくなります。複数の医療機関で薬を処方されている場合は、「おくすり手帳」などで服用中の薬を医師・薬剤師に伝え、歩行への影響も視野に入れて相談しましょう。

**転倒リスクに注意したい薬とその副作用**

- □ **非ベンゾジアゼピン系睡眠薬**
  めまい、ふらつき、頭痛など
- □ **ベンゾジアゼピン系睡眠薬**
  めまい、ふらつき、頭痛、せん妄、運動機能の低下、健忘など
- □ **ベンゾジアゼピン系抗不安薬**
  眠気、ふらつき、頭痛、吐き気など
- □ **スルピリド**
  手足の震え、こわばり、歩行障害などのパーキンソン症状
- □ **高血圧治療薬（ループ利尿薬）**
  電解質異常（脱力感、吐き気、嘔吐、けいれんなど）、めまい、頭痛、聴覚障害、腎機能低下など
- □ **高血圧治療薬（α遮断薬）**
  立ちくらみ、めまい、頭痛、眠気、不眠など

転びやすくなる理由

# 高齢者の転倒の大半は自宅で起きている？

## 床の状態・履物・照明を確認

転倒事故というと、外出中の出会いがしらの事故などを想像するかもしれませんが、**高齢者の転倒の半分以上は自宅内**で起きています。それだけ、家の中には転倒の原因となるものが多いのです。

たとえば、絨毯やマットの端が少し浮き上がっていたり、畳の表面や縁がほつれていたり、家電製品のコードが通路を横切っていたりと、足を引っかけそうなものはありませんか？　マット類には滑り止めが付いているでしょうか？（滑り止めがないと足を乗せた途端に滑ったりします）

屋内での履物にも注意が必要です。スリッパのように踵部分がないものは、転倒の可能性が高まります。靴下も、フローリングの床では滑りやすく安全とはいえません。暖かい時期なら裸足もよいですが、転倒防止用に作られた室内履きなどを利用するのがおすすめです。

また、高齢になると、内臓機能の低下により、夜間に目覚めてトイレに行くことが増えます（2回以上起きるようになると「夜間頻尿」といわれます）。夜間に室内や廊下を移動する際、覚醒して寝つけなくなるのが嫌で照明をつけずに暗い中を歩く人もいますが、足元がよく見えないので転倒する危険性が高くなります。人が通るのをセンサーで感知して点灯するライトを設置したり、廊下に物を置かないようにしたほうがいいでしょう。

ちなみに、夜間頻尿は熟睡が妨げられるので、疲れがとれず、日中の活動にも影響が出てしまいます。医師に相談して症状を改善していくことも必要です。夜中に起きて歩くことが減れば、転倒リスクを減らすことにもなります。

このほか浴室やトイレ、階段なども、転倒事故が起きやすい場所です。手すりを取り付けたり、滑りにくい床材に変えたりするなど、**転倒しないための自宅の環境整備も大切**です。

# 転ばぬ先の「杖」も、使い方を間違えたら危険！



## 正しい使い方を専門家に確認

　社会の高齢化にともなって、近頃は杖を日常的に使う人がとても増えました。「転ばぬ先の杖」といいますが、この杖の使い方が転倒を招いてしまうケースもあります。

　骨折をしたときの松葉杖や、片麻痺がある人が急性期や回復期に使用する杖や下肢装具などは、病院での貸出やリハビリの際に、専門家から正しい使い方を指導されます。しかし、シンプルなT字杖などは、独自の判断で購入したり、家族からプレゼントされて使っている人も多く、中には**使い方を誤解している人も少なくありません。**T字杖の使用状況に関する正確なデータは見当たりませんが、リハビリ等で高齢者と日頃から接している医師や理学療法士には、誤った杖の使い方を目撃している人が少なくありません。中には、杖利用者の7〜8割が正しく使えていないという指摘もあります。筆者自身も、「これは危ないな」と感じる杖歩行をたびたび目にします。

　たとえば、杖のサイズ(長さ)が使う人に合っていない、目的に合った杖を選んでいない、持ち方・使い方を間違えている……など杖の使用がかえって転倒リスクになっているケースがあるのです。杖が長すぎたり、短すぎたりすると、杖をつくときに余計な力が必要になり、腕が疲れたり、肩こりや腰痛を引き起こしたりします。持ち方を間違えていれば、不安定な角度で杖先をつくようになり、体をきちんと支えられません。杖を使う人は、そもそも歩くことに不安を感じているはずですから、これは危険な状態といえるでしょう。

　杖を我流で使っている人、あるいは購入しようとしている人は、かかりつけの整形外科の医師や理学療法士、杖の販売店のスタッフなどに、**適切な杖の形状や、安全で効果的な使い方などを確認**しておきましょう。

　本書の5章でも、杖の種類や選び方、使い方を紹介しているので、ぜひ参考にしてください。

## 適した歩行補助具は、場所や目的によって変わる

前頁で、間違った杖の使い方が転倒リスクになる可能性があると書きましたが、生活環境や使用の目的によっては様々な例外があることも留意してほしいと思います。「最も安全」とされる歩行補助具が、必ずしも本人にとってベストな選択と言い切れない場合もあるからです。リハビリの現場であった例をいくつか紹介します。

２本のＴ字杖（Ｐ80）を両手に持って使っている方を複数見かけました。Ｔ字杖は本来、１本を片手に持って使います。両方の手で体を支えるならシルバーカー（Ｐ87）などの歩行器具が安全。なぜ、そんな使い方をするのか聞いてみると、次のような理由でした。

一つは、「シルバーカーのほうが歩きやすいが、見た目がお年寄り臭くて嫌」というもの。「シルバーカーを押して歩く姿をご近所に見られるくらいなら、家から出たくない」という方もいました。もう一つは、「バスを利用するたびに、シルバーカーを昇降させるのが大変」というもの。安定性が低下するのを承知の上で、持ち運びの手軽さを優先しているのです。

シルバーカーを使ったほうが確実に歩きやすくなるという身体状態でも、見た目が気になったり、バスの乗り降りを面倒に感じて、結果的に行動範囲が狭くなってしまっては本末転倒です。その人の生活環境や心理的要素も考慮する必要があります。

また、左半身に麻痺があり、体を右側に傾けて歩く方がいらっしゃいました。Ｔ字杖を使用し、杖先を体の右横30㎝ほどの位置について歩いていましたが、本来は体重を預けやすい四点杖が適しています。しかし、頻繁に一人で屋外を出歩く人の場合、Ｔ字杖のほうが重量も軽く、不整地の影響も受けにくいという考え方もできます。あえて取り扱いが楽なＴ字杖を選択していることもあります。

歩行補助具を選ぶときは、合理的に選択肢を検討するのが基本ですが、それが「その人らしさ」を奪う結果になってしまってはいけません。「その人らしさ」とは、身体の機能だけでなく、趣味や嗜好、生活環境や家族関係など多岐にわたります。もちろん、安全性をおろそかにしてもよいということではありません。医師や理学療法士など専門家に相談した上で、様々な要素を充分に検討して歩行補助具を選ぶという視点が大事です。

# 3章 歩き方をチェックしてみよう

歩く動作は日常的に行うものなので、正しく安全に歩けているか、あるいは転倒リスクの高い歩き方になっているか、自分ではよくわからない場合もあります。この章では、転倒リスクの有無や程度をおおまかに把握するためのチェックポイントを紹介します。これらのポイントを意識しながら歩くだけでも、歩行姿勢はぐっとよくなります。

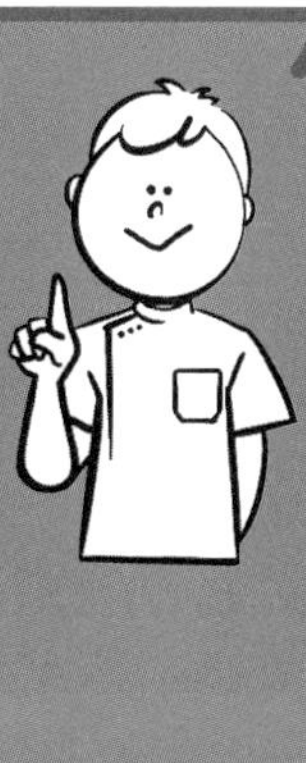

# 踵から接地しているか？

## 転倒リスクは歩き姿でわかる

　私たち理学療法士は、患者さんが歩いているときの姿勢（歩容）を観察・分析する「歩行動作分析」をリハビリの現場で行っています。患者さんとおしゃべりしながら歩いているだけ、と思われることも多いのですが、頭の中では「どうすれば、この患者さんが歩きやすくなるか？　それをどのように伝えればよいか？」と知識を総動員して考えています。

　リハビリの現場では、2章で紹介した歩行の仕組みや、それを機能させるために必要な筋肉などの知識をふまえて患者さんの歩き方を観察し、その人の「転びやすさ」や「歩行の効率性」を把握します。転びやすさについては、歩く姿勢を見ると、ある程度推測できます。この章では、その見るべきポイントをいくつかご紹介します。

## 踵から接地できない「すり足」

「転びそうな歩き方」としてまずイメージするのが、「すり足」ではないでしょうか。実際に、**すり足は、高齢者に非常に多く見られる歩き方**です。すり足になると、床（地面）と足の間隔が狭くなるので、ちょっとした凹凸にもつまずきやすく、転びやすくなります。

　すり足は、足を地面に擦って歩く状態ですが、これはつまり踵からの接地ができなくなっている状態です。踵から接地できないということは、正常な歩行の仕組みの一つであるヒールロッカー（P20）が機能しなくなるということです。

　ヒールロッカーは、機能的な歩行をするための起点ですから、踵から足を着けないと、正常な歩行のメカニズムが機能しません。

　近頃、何もない場所でつまずくことが増えた……という人は、歩行中にちゃんとつま先が上がり、踵から地面に着いているかを確認してみてください。もしすり足になっていたら、4章で紹介するすり足対策のトレーニングをやってみましょう。

➡対策はP50～57を参照

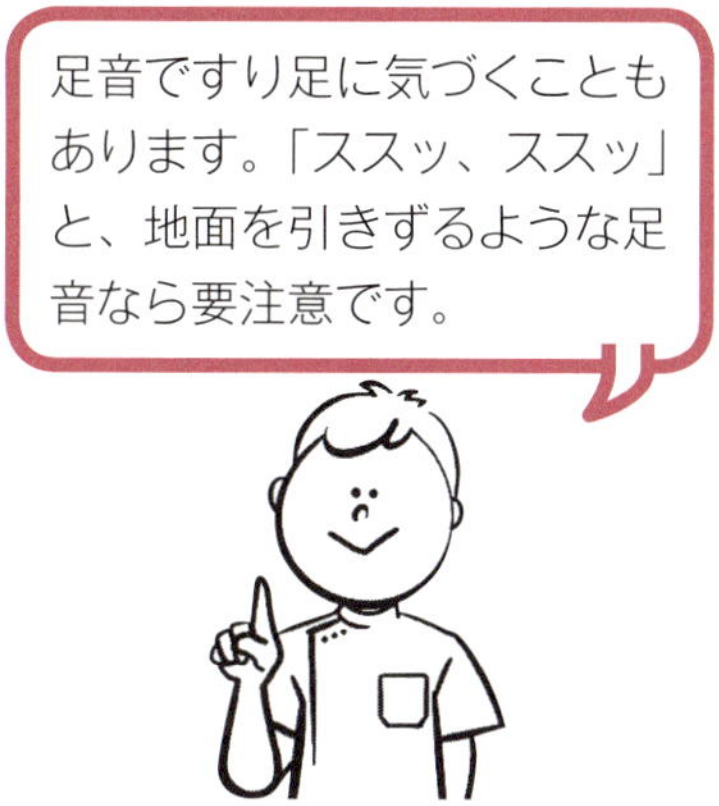
足音ですり足に気づくこともあります。「ススッ、ススッ」と、地面を引きずるような足音なら要注意です。

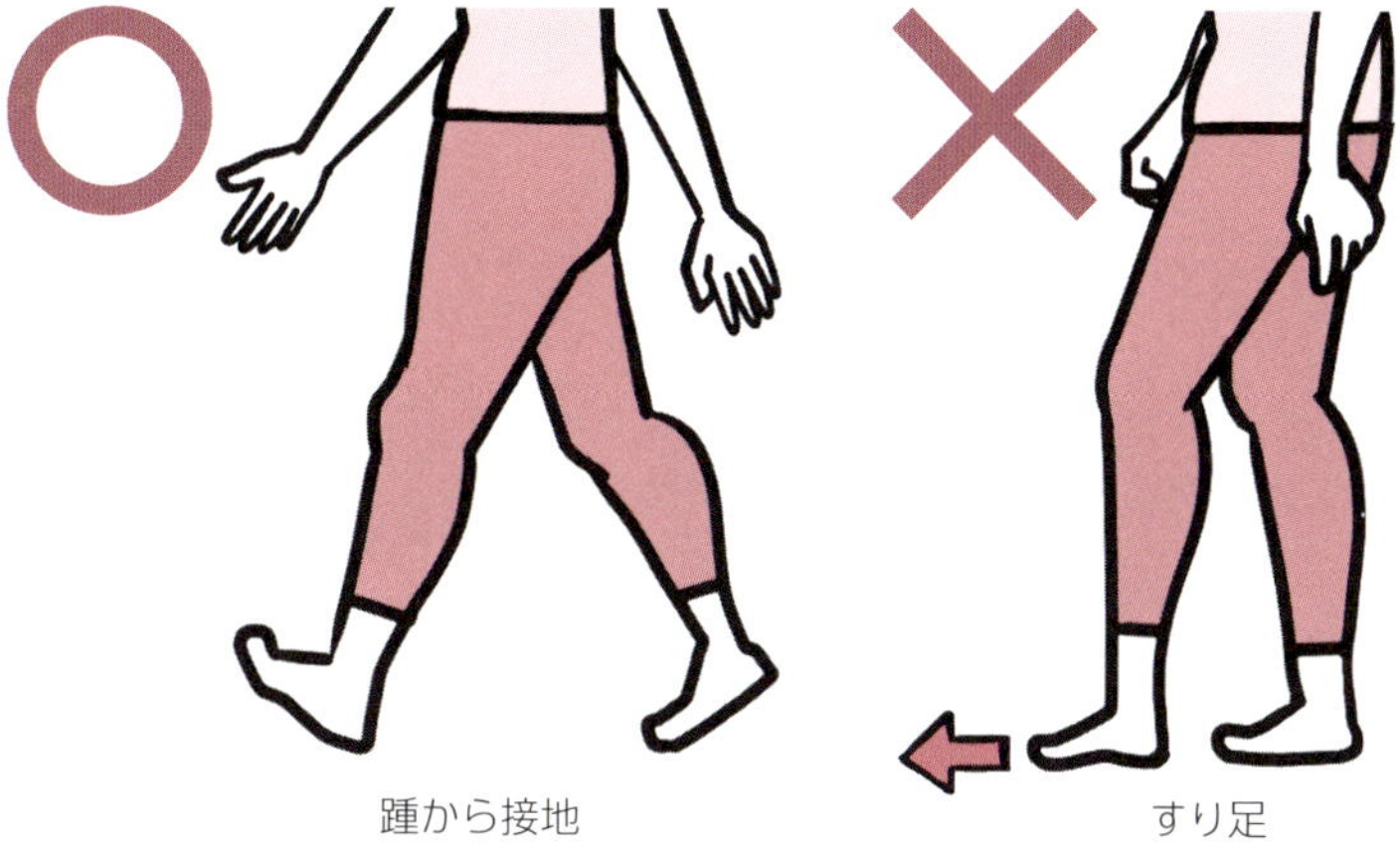


## つまずかないように、足を上げる？

前脛骨筋《ぜんけいこつきん》（前すねの筋肉）の麻痺などで、歩くときにつま先がまったく上がらない状態だと、「鶏歩《けいほ》」という異常歩行が見られます。これは、股関節を深く曲げて（太ももを高く上げて）歩行する形態で、鶏が歩く様子に似ていることから鶏歩と呼ばれます。つま先が上がらない「すり足」の状態だと、つまずきやすくなります。それを回避するために、足を高く上げて歩こうとするようになるのです。鶏歩では、足先が下に垂れ下がってしまいます。

逆に、前脛骨筋を鍛えて少しでも収縮できるようになれば、足を前に振り出す遠心力を利用して足先を上げた状態で踵から着地することができます。

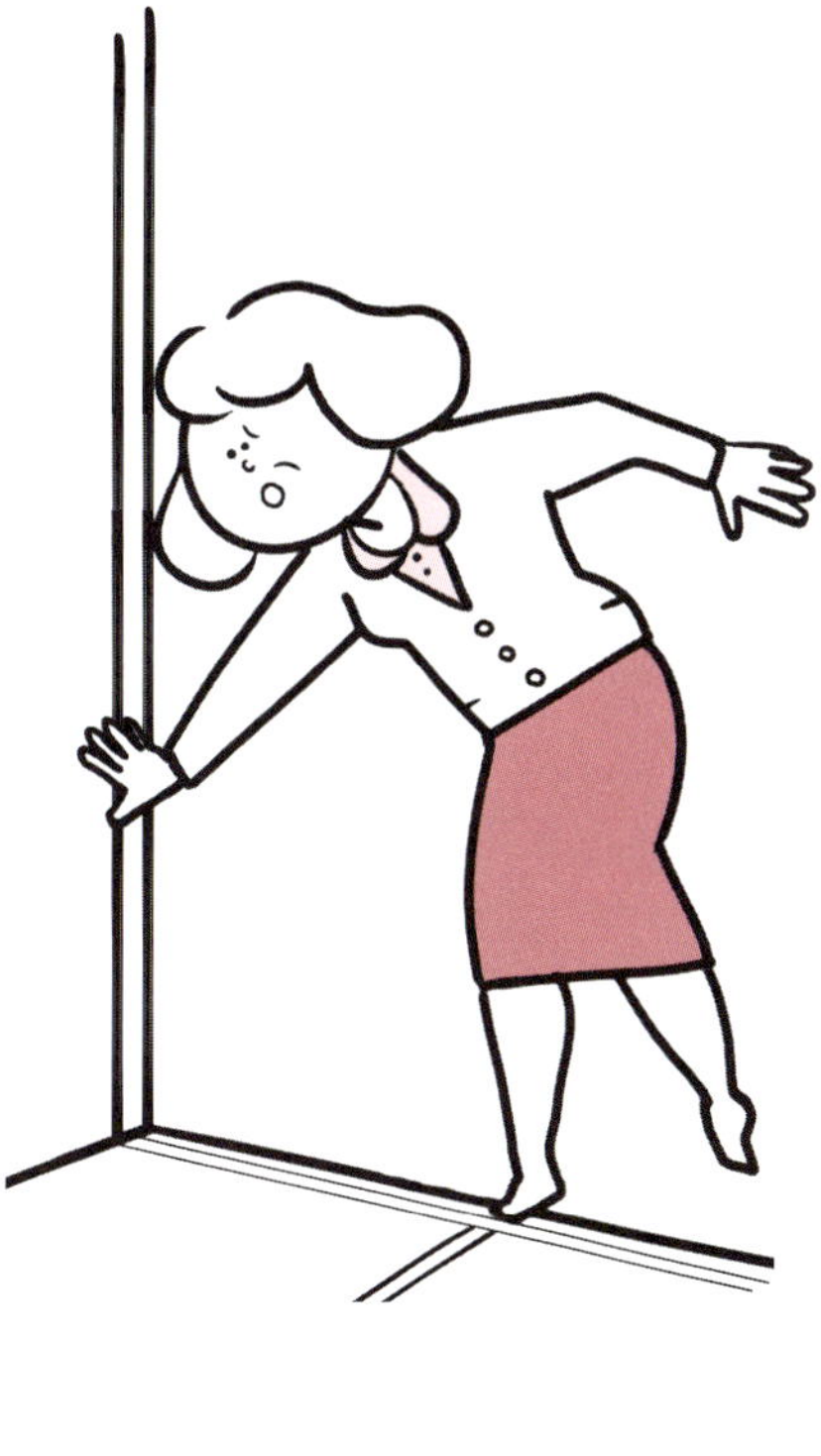

# 足は後ろに伸びているか？

## すり足の原因は股関節にあり

歩行の仕組みのうち、フォアフットロッカー（足の指を支点に重心が前へ移動し、踵が地面から浮き上がる時期／P21）は、歩行周期の中で最も加速されます。ここで**股関節をしっかりと伸ばし、後ろに伸びた足で地面を蹴ることが、転びにくい歩き方のポイント**です。

股関節がよく伸びれば、そのぶん骨盤は前へ出ます。骨盤が重力で前方に落下する力によって、足の指の付け根を支点とした遠心力が生まれます。それにより歩行速度が上がると同時に、反対側の足もスムーズに振り出され、大きな歩幅で踵から接地できます。歩行速度が速く、歩幅が大きいと、自然に踵から接地するため、つま先からの接地はかえって難しく、すり足になりにくいのです。

股関節に問題があって、あまり伸ばすことができない場合、歩幅が狭くなり、ちょこちょこと歩くような姿勢になります。また、踵からではなく、足の裏全体で接地するようになります。歩行速度も遅くなり、骨盤が落下していく重さ（推進力）を活かした歩き方ができないので、歩行効率は低下。非常に疲れやすく、「歩くと疲れる」と歩行へのマイナスイメージを持つようにもなってしまいます。

すり足の改善策として、「足先を上げるように歩く」とか「太ももを上げるように歩く」など、踏み出す足を高く上げるように意識する場合もあります。しかし、足を後ろにちゃんと伸ばして歩けば、すり足は防ぐことができます。

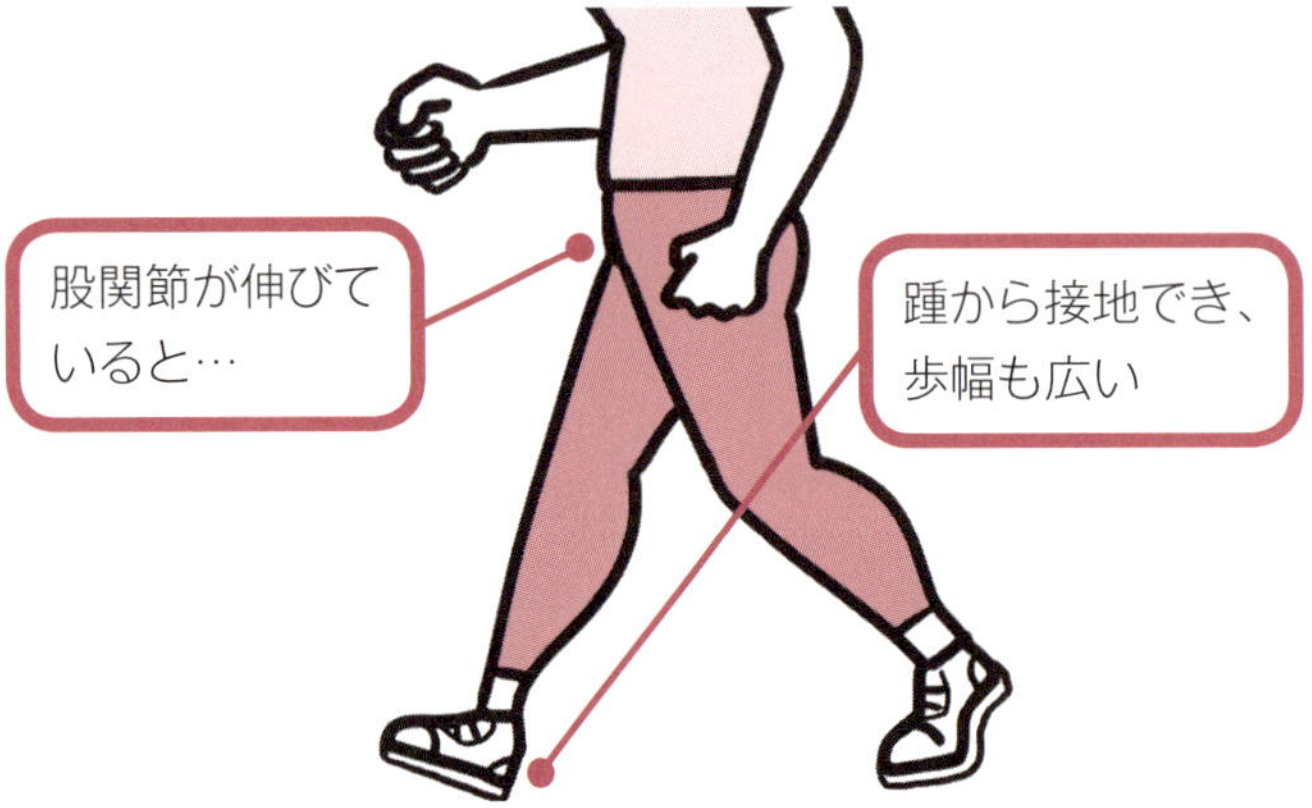


➡対策はP53、62～65を参照

歩行チェックポイント

# 背中が丸くなっていないか？

### 背中が曲がるとすり足になる

たとえ筋力の低下がなくても、背中が丸くなったり、上体が前傾してお尻を突き出すような歩行姿勢になると、物理的に足を上げることができなくなります。その結果として、すり足歩きになっている人もいます。

お尻の主要な筋肉である大殿筋（だいでんきん）を鍛えると、骨盤に体重が乗ったときにも、股関節が曲がって体が折れてしまうようなことがなくなります。したがって、歩くときにも体が曲がりにくくなります。上体の重さがまっすぐ骨盤に乗るので、足も上がりやすく、すり足が解消され、転びにくくなります。

3章・歩き方をチェックしてみよう

体が前に折れていると、股関節を深く曲げることができず、足が上がりにくくなってしまいます。

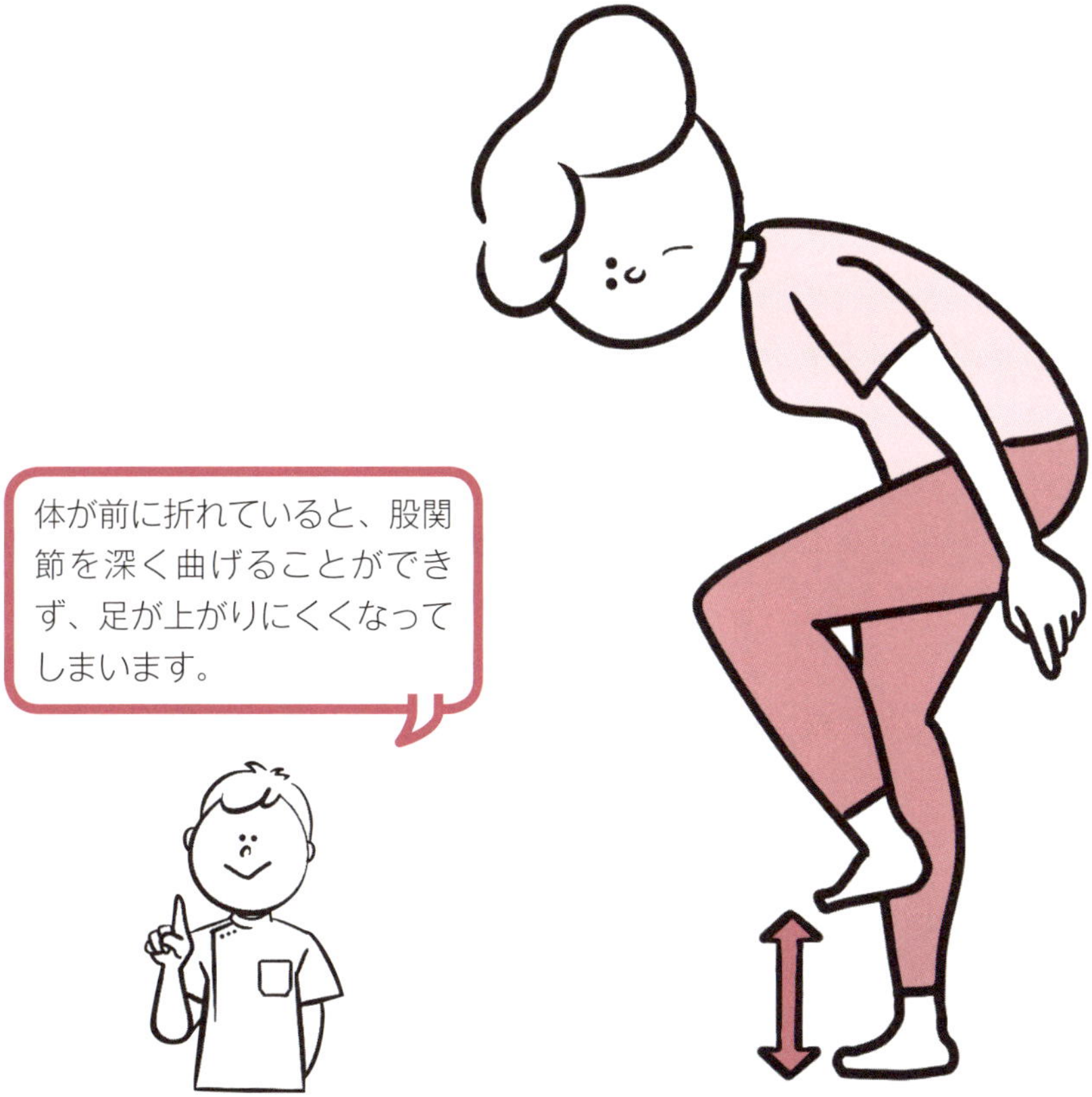

➡対策はP54〜57を参照

歩行チェックポイント

# お尻を大きく揺らしながら歩いていないか？

## 骨盤が逃げるからお尻が揺れる

歩くときにお尻が大きく左右に揺れるというのも、よくあるケースです。これには様々な原因がありますが、中殿筋《ちゅうでんきん》というお尻の筋肉が弱っている場合によく起きます。

中殿筋には、片足立ちをしたときに、骨盤が横に逃げてしまわないように押さえておく機能があります。私たちが歩くとき、体の重心は左右の足に交互に移動しています。片足立ちに似た状態が、左右交互に繰り返されているともいえます。

中殿筋の筋力が低下すると、重心のある骨盤を支えることができず、揺れてしまいます。その結果、お尻を大きく揺らすような歩き方になるのです。このような歩行は効率が悪く、安定性も低下します。当然、転びやすくもなります。本人に自覚がない場合もあるので、ご家族が後ろ姿を見て気づいたときは、中殿筋のトレーニングが有効かもしれません。

中殿筋が弱っていると、片足に体重が乗ったときに骨盤を支えておくことができず、横に逃げてしまう。

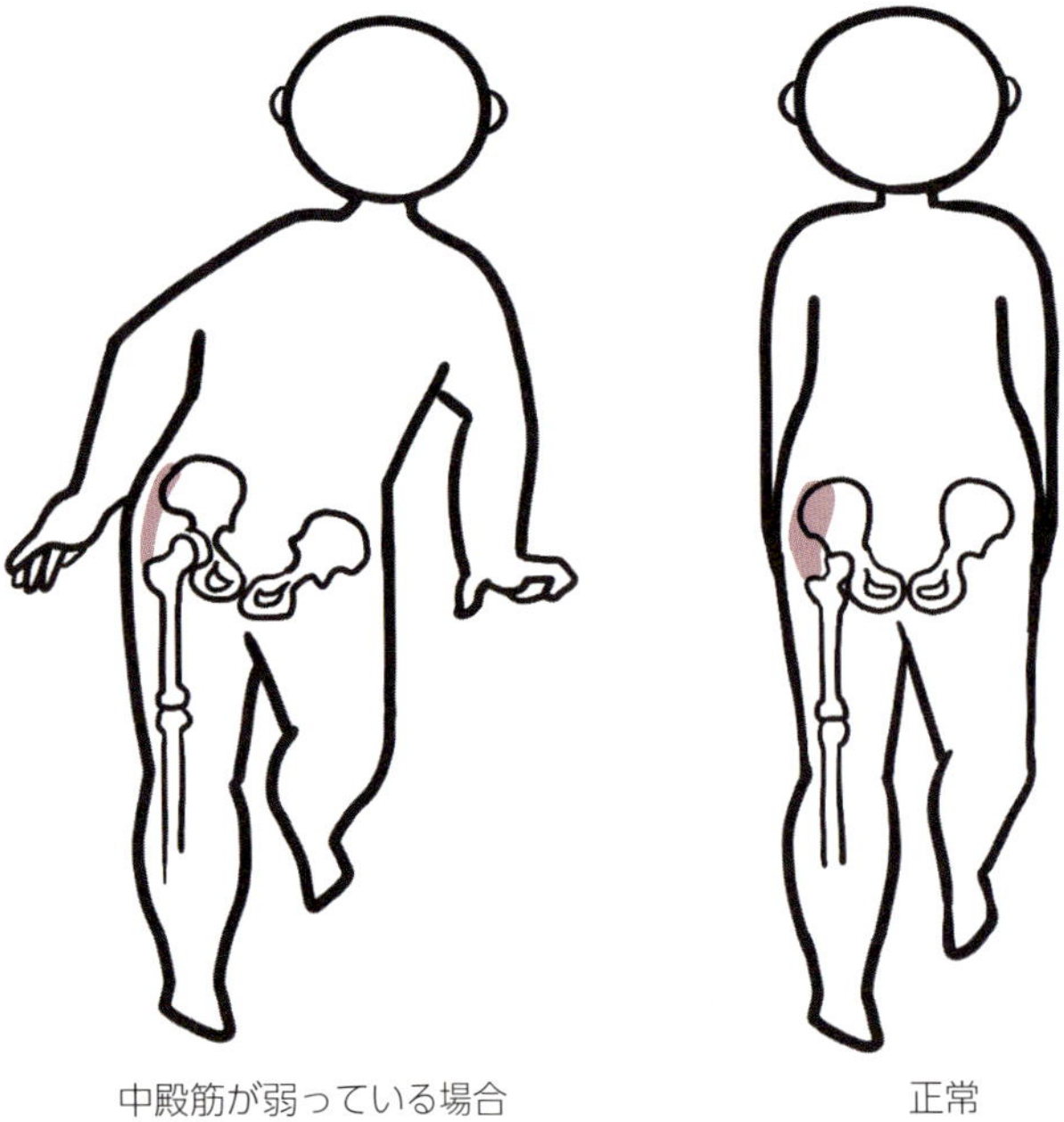

中殿筋が弱っている場合　　正常

➡対策はP69～70を参照

歩行チェックポイント

# 体重をかけたとき、膝が外側へ向いていないか？

## 変形性膝関節症による膝機能の低下

ケガや軟骨の摩耗によって骨の変形が起きる変形性膝関節症は、高齢者に多く見られます。そして、変形性膝関節症の人は、歩行時に膝関節が外側に移動してしまうことがよくあります。いわゆる、O脚のような歩き方です。

リハビリの現場では、このような現象を「ラテラルスラスト」と呼びますが、足に体重が乗ったときに膝関節が外側へ逃げてしまう状態です。膝関節の機能がうまく作用しないために、膝の周りの関節組織に負担がかかりやすくなるだけでなく、歩行効率も低下し、疲れやすくなったり、不安定で転びやすくなってしまいます。

変形性膝関節症への対策としては、膝関節を支える筋肉（大腿四《だいたいし》頭筋《とうきん》）のトレーニングや、膝が外側へ揺れてしまうのを防ぐサポーターの装着、杖の使用など、膝へかかる体重を分散させる方法があります。

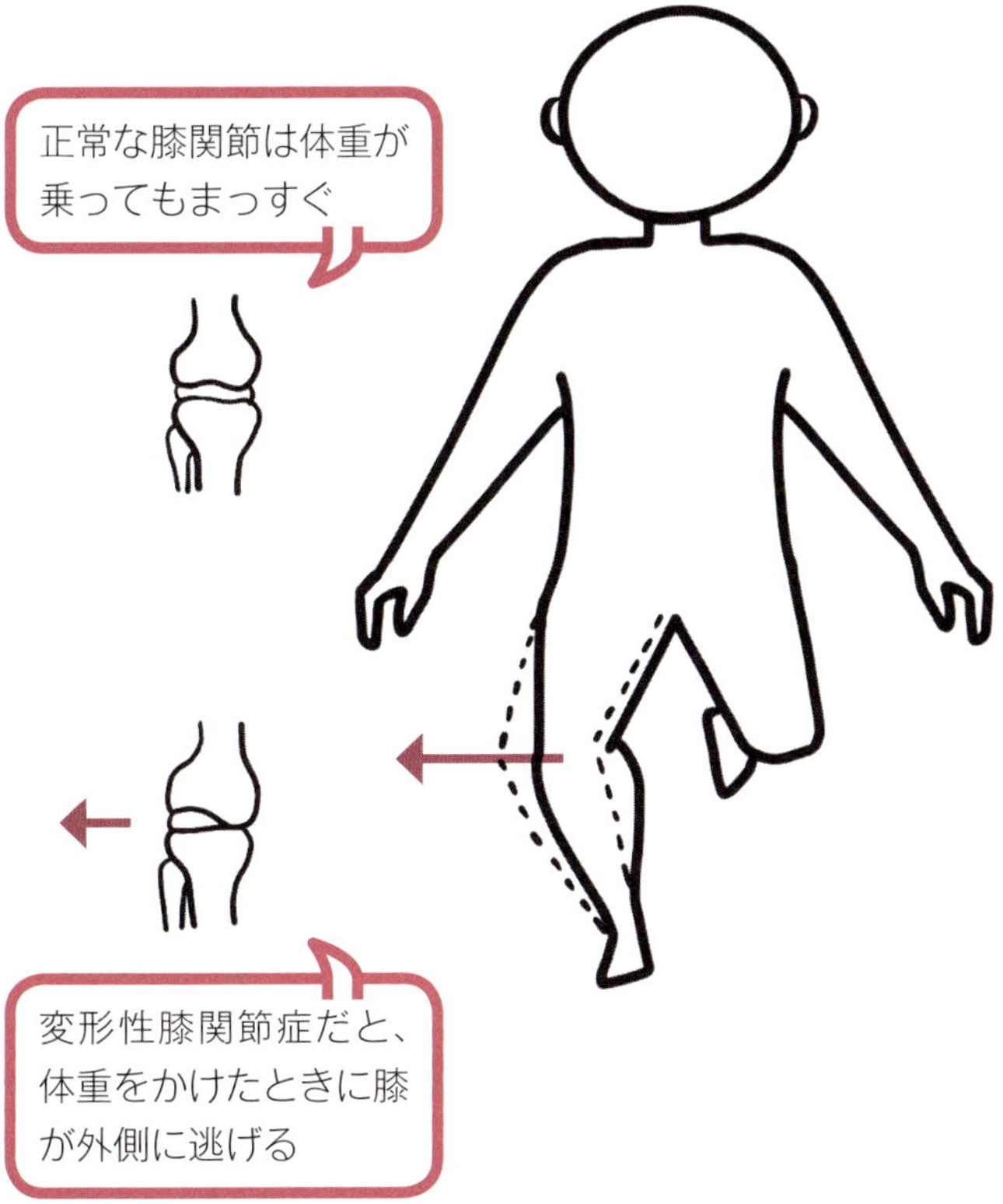
正常な膝関節は体重が乗ってもまっすぐ
変形性膝関節症だと、体重をかけたときに膝が外側に逃げる

➡対策はP69～70を参照

歩行能力テスト

# 10mテストで歩行の安定性をチェック

## 10mを歩く速さと歩数で転びやすさを評価

理学療法士は、患者さんの歩く姿を観察して転びやすさを推測しますが、転倒リスクを本人や家族、医療・福祉スタッフなどに伝える必要がある場合は、歩行能力を数値化して危険度を測ることもあります。

そこで、リハビリの現場でよく用いられる歩行の評価を紹介したいと思います。ちょっとした準備は必要ですが、安全に実施できる場所があれば、一般の方でも試しやすい簡単なものです。

一部の特殊な疾患を除いて、**歩行の安定性（転びにくさ）は速度に比例**する傾向があります。転びにくい歩き方ができている人は、そうでない人よりも楽に速く歩ける場合が多いということです。そのため、歩行速度の計測は転びにくい歩き方ができているかどうかの一つの目安になります。

10mテストは、スタート地点からゴール地点までの10mを**できるだけ速く歩いて、歩行速度と歩数を数える**、最も簡単なテストです。歩幅が大きいと、歩数はおのずと少なくなります。歩数が少なければ、歩行のメカニズムが正常に機能している可能性が高いということです。このテストは、「何歩以上だと転倒リスクが高い」などと厳密に判断するものではなく、時間の経過とともに、歩行効率の変化を数値化するために行います。

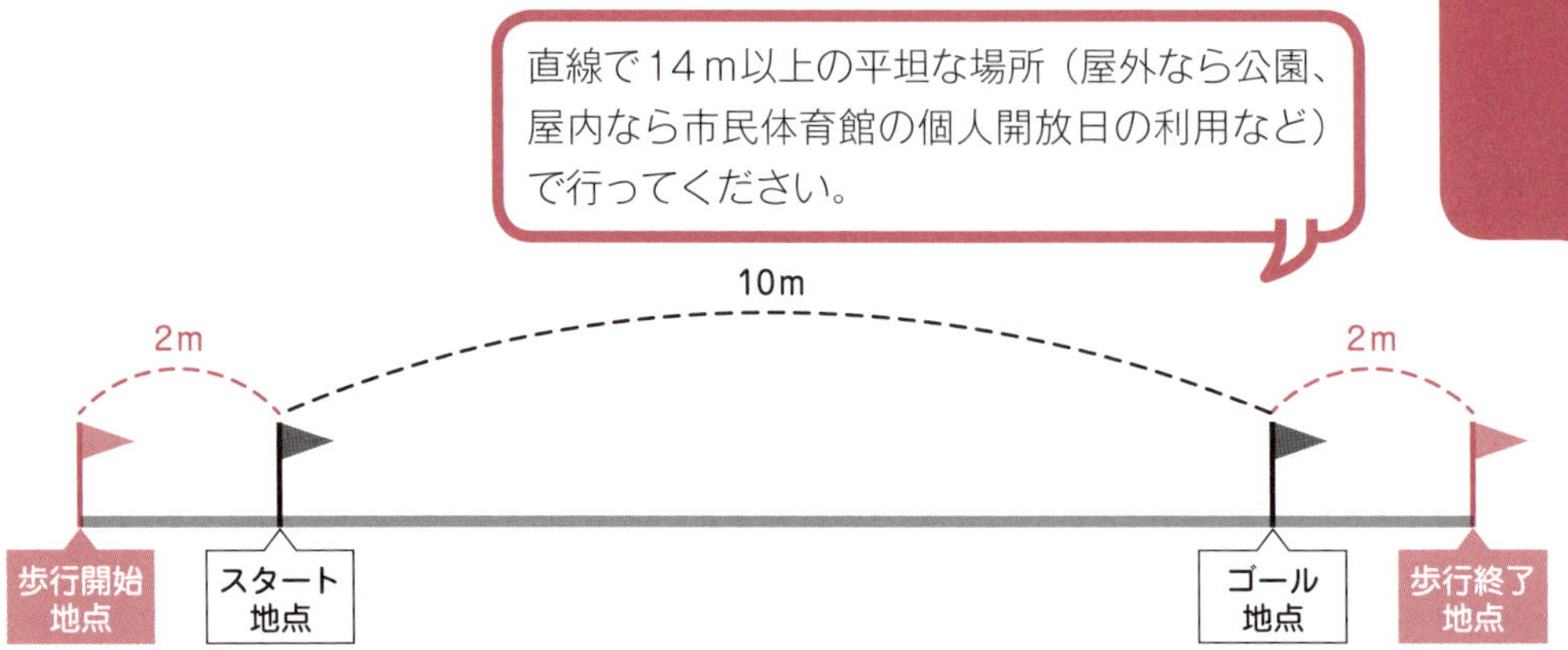


➡対策は5章全体を参照

## 10秒以上かかったら要注意

テストの結果、**1mを1秒、10mを10秒以内で歩けたら合格ライン**。これ以上時間がかかるようだと、横断歩道を渡り終える前に信号が赤に変わってしまうなど、日常生活に支障が出る可能性が高いとされています。10秒以上かかる場合は危険信号。歩行効率が低下し、転びやすくなっている可能性があります。

## 杖使用を検討する目安に

もし、荷物などを何も持たない状態で計測して10秒以上かかった場合は、何らかの歩行補助具（杖や歩行器、シルバーカーなど）の使用を検討する必要があるかもしれません。また、そのような人が杖を使って計測し、10秒以内で歩ける場合は、杖の使用が効果的だと判断することもできます。

転倒に注意して、必要な場合は横に介助者がいる状態で行ってみてください。

### テストのやり方

①10mのスタート地点とゴール地点、スタート地点の手前2m、ゴール地点の先2mに目印をつける
②スタート地点の手前2mの位置から、ゴールに向かってできるだけ速く歩く
③10mを歩くのにかかった秒数と歩数を計測
④10mを10秒以内で歩けたら合格ライン。10秒以上かかったら要注意

### 実施のポイント

- ストップウォッチ（スマートフォンの時計機能でもOK）で計測
- 10mの前後の2mは加速するための区間なので、スタート地点を超えたところから計測する。ゴールの際も、10m地点で止まるのではなく、スピードを保ったままゴール地点を通り過ぎるようにする（ゴール前の減速を防ぐため）
- 早歩きはOK、走るのはダメ
- 普段、杖などを使っている人は、道具を使用した状態で計測してもOK（たとえば、外出時は杖を使うが自宅内では使わない人が、自宅内での転倒リスクをテストしたい場合は、杖なしで行うのが妥当）
- スリッパは転倒の危険があるので、室内ではできればルームシューズや滑り止め付きの靴下、屋外では歩きやすい靴を履く
- 転倒に注意して実施環境を設定し、少しでも転倒リスクがある人は横に介助者がいる状態で行う

# TUGテストで歩行のバランスをチェック

## 椅子から立ち上がり、3m歩いてUターン

TUG（Time Up and Go）も、よくリハビリで行われるテストです。これは**全体的な歩行バランス能力を評価**するために考案されたテストで、転びやすさの基準の一つになります。

椅子に座った状態から立ち上がり、3m前方にある目標物の位置まで歩いてUターン。戻ってきて、また椅子に座るまでにかかった時間を測ります。歩行だけでなく、**椅子からの立ち上がり、方向転換、着座といった動作が含まれているのが特徴**です。

一般的な目安として、13.5秒以上かかると、歩行時のバランス能

### テストのやり方

〈使用するもの〉

- 椅子　• コーン（ゴミ箱などでも可）　• ストップウォッチ
- 直線で3m以上ある平坦な場所

①椅子から3m離れた場所にコーンなどの目標物を設置

②椅子に座った状態でスタートの合図を待つ

③スタートの合図で椅子から立ち上がって、できるだけ速く歩き（走るのはダメ）、3m先の目標物のところでUターンする

④スタート地点に戻って椅子に座ったらストップウォッチを停止

⑤13.5秒以上かかるようなら要注意

### 実施のポイント

- 必ず、椅子に座った状態から計測をスタートし、きちんと着座した時点でストップウォッチを止める
- 速さを測るテストだが、絶対に走らないようにする（早歩きはOK）
- 立ち上がりや着座、回転などの動作が含まれるので、転倒に注意する（必要なら介助者が横につく）
- 杖や歩行器などを使った状態で実施してもOK
- スリッパは転倒の危険があるので、ルームシューズや滑り止め付きの靴下などを履いた状態で行う

➡対策はP67～70を参照

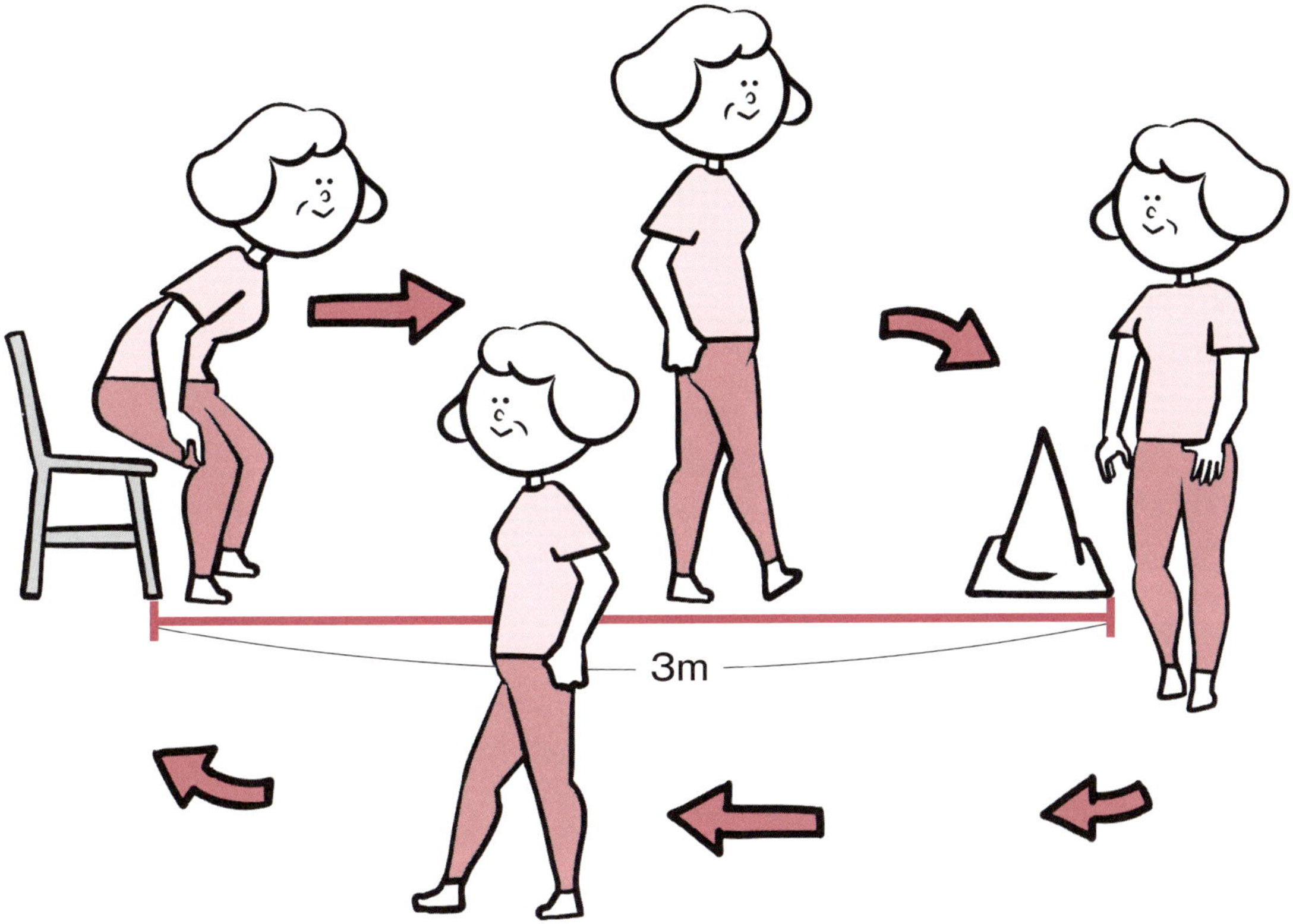


力の低下が疑われます（厳密には性別や年齢によって判定基準に差があります）。
　また、10m歩行テストと同様に、普段、杖や歩行器などを使っている人は、それらを使用した状態でテストしてもかまいません（歩行補助具を使った状態でも目安は13・5秒です）。杖を使うと13・5秒以上かかるが、歩行器やシルバーカーなら13・5秒以内でできるという場合は、杖よりも歩行器やシルバーカーを使うほうが安定して歩けるということになり、道具を選ぶ際の基準にもなります。

ちなみに、「走っている状態」とは、一瞬でも両足が地面から浮いてしまう状態です。必ずどちらかの足が地面に着いた状態で歩行しましょう。

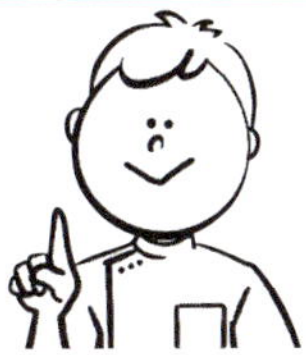

# ドスンッと座るのは危険！　立ち上がり方＆座り方のコツ

3章で紹介した「TUGテスト」には、椅子から立ち上がる、椅子に座るといった動作が含まれていました。椅子に座るときに、思わず「どっこいしょ」と口をついて出たら、歳を取ったサインなどといわれます。実際に、椅子に座ったり、立ち上がったりする動作では太ももの筋肉に負荷がかかるため、そうした掛け声が出るのは自然なことかもしれません。

足の筋力が弱ってくると、椅子から立ち上がるときにふらついたり、思うように立ち上がれないときがあります。勢いに任せて動くと体を痛めてしまう場合もあるので、負担の少ない動作を身につけましょう。

まず、椅子からの立ち上がりです。椅子に座った状態のとき、重心（骨盤）は椅子の座面上にあります。立ち上がるには、この重心を椅子よりも前、つまり足が接地しているところに移動する必要があります。骨盤を足の真上に移動させるということです。

このときに、最も楽な方法は「お辞儀」です。椅子に座ったまま上体を前に倒して、お辞儀のような体勢をとります。体を深く曲げることで、重心を前方へ移動させる準備ができます。

次に、お尻を椅子から徐々に浮かせていきますが、頭を少し前に突き出すようなイメージでお尻を浮かせてみてください。あとは、足を伸ばしていけば、自然に立ち上がることができるはずです。真上に立ち上がろうとするよりも、太ももや腰への負荷が少なくなるでしょう。

椅子に座るときにもコツがあります。ドスンッと勢いよく座ることはありませんか？　椅子に体を預けるように力を抜いて座るので、筋肉への負荷は少なく、一見楽に思えるかもしれません。

しかし、骨密度が低下した高齢者がこのような座り方をすると、背骨の骨折や腰痛を誘発する可能性があります。また、ゆっくり座るつもりでも、着座するまで体を支えていられず、結果的にドスンッと腰を下ろしてしまうという人は、足の筋力が低下していることが多いです。

椅子に座る動作は、主に太ももの前面の筋肉（大腿四頭筋）の収縮によって行われます。筋肉の収縮と一口にいっても、「求心性」「等尺性」「遠心性」という3つの形式があります。詳細は省きますが、椅子に座る動作は3つの中で最も負荷の高い遠心性収縮によって行われます。そのため、筋力が低下している人は、この着座動作を苦手とする場合が多く、ドスンッという座り方になってしまうのです。

できるだけゆっくりと、腰を痛めないように着座するためには、立ち上がり動作と同じ要領で、一度深くお辞儀をします。そして、膝を曲げながら、お尻を椅子に近づけていき、衝撃を少なくして腰かけましょう。

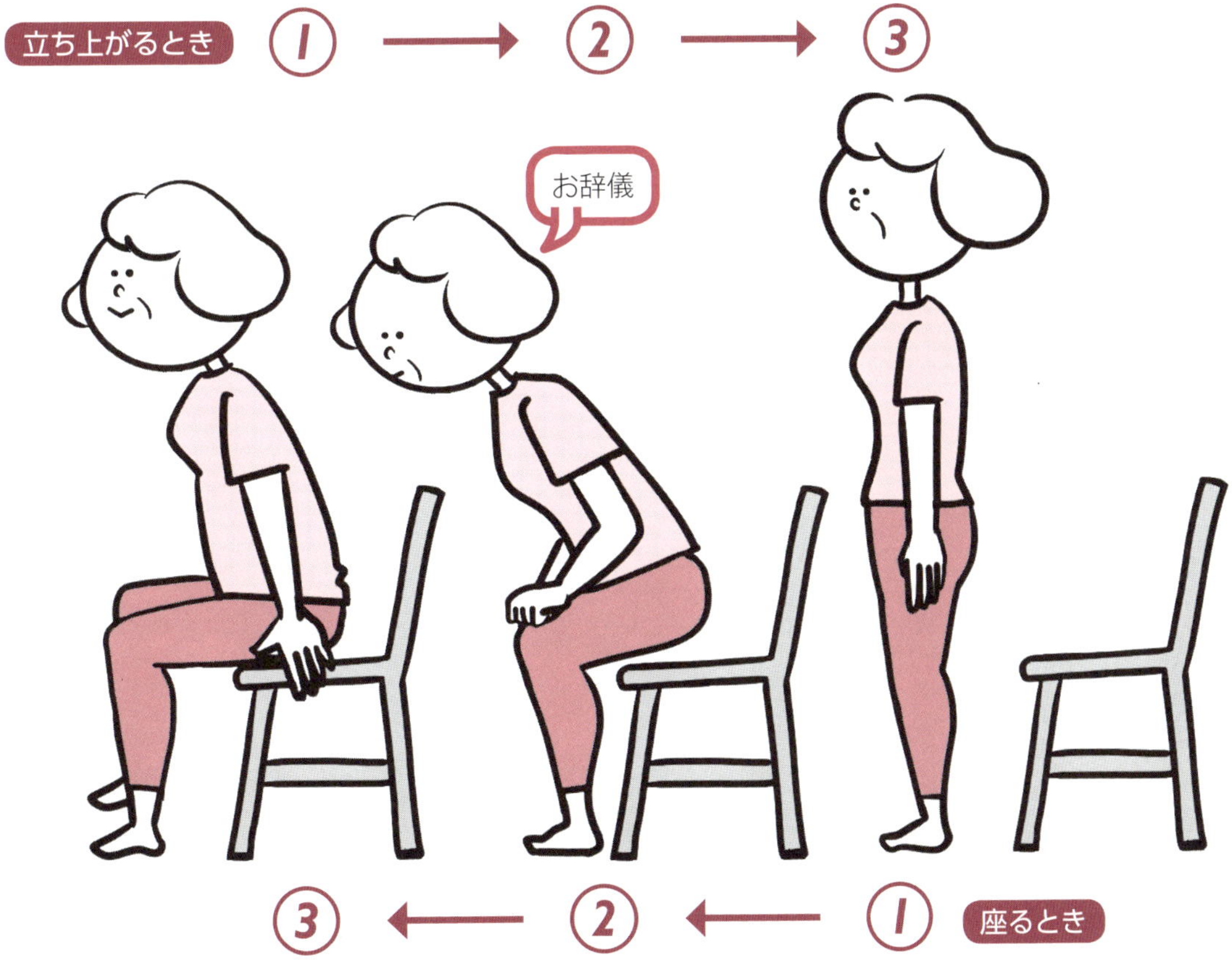

## 歩き続けるためのコツ①
## 定期的に歩行姿勢をチェック

時間の経過とともに、私たちの体は変わっていきます。3章で紹介した歩行のチェックポイントや歩行テストは、「一度やったら終わり」ではなく、定期的に行ってください。そして、できればスマートフォンの録画機能などを使って、動画で歩行姿勢の記録を残しておくことをおすすめします。

歩行姿勢をチェックする目的は、その人の「今の状態」を確認するだけでなく、トレーニングを行った効果を確認することにもあります。数か月おきに歩行の動画を撮り、姿勢の変化を観察しましょう。歩く場所や撮影する角度など、なるべく同じ条件下で撮影してください。

筋力トレーニングやストレッチは、動きがシンプルなだけに単調になりがちです。ひたすら継続するだけだと飽きてしまうかもしれませんが、定期的に観察し、目で見て効果が実感できれば、継続する意欲もわいてきます。

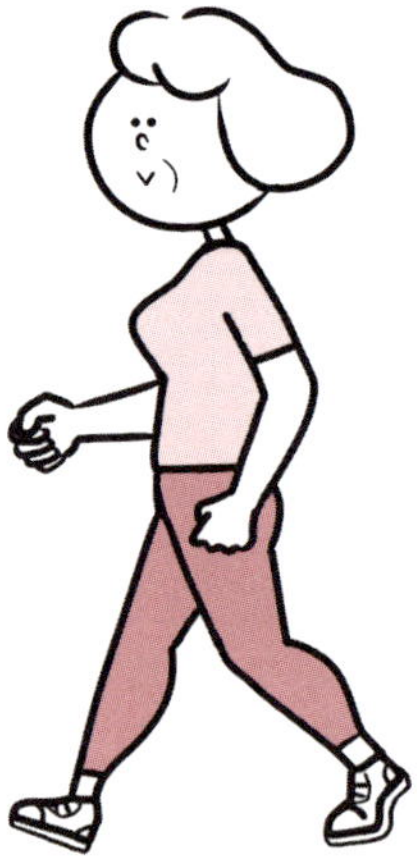

## 歩き続けるためのコツ②
## 歩数計を使って達成度を意識

リハビリでは、運動の量を数値化することが大切です。みなさんが散歩やウォーキングをするときにも、スマートフォンの歩数計機能などを活用して、歩いた時間や歩数などを数字で把握しておきましょう。

たとえば、筋力トレーニングなどを行っていると、歩行効率が改善し、短時間で長距離を歩くことができるようになります。定期的に同じ条件で歩いて、かかった時間などを記録しておくと、トレーニングの効果判定としても役立ちます。目標数値を自分で設定してもよいでしょう。

歩行姿勢のチェックとも共通しますが、数値など比較できる形で管理しておくことは、モチベーションの維持にも効果的です。その日の体調や天気、印象的な出来事なども一緒にメモして日記のように使ってもよいでしょう。本書の巻末に、トレーニングや歩行テストの記録をとるための書式を掲載しているので、ぜひ参考にしてみてください。

# 4章 転ばない体をつくるトレーニング

この章では、転びにくい体をつくるためのトレーニングを紹介します。３章でチェックした、歩行姿勢や転倒リスクで気になる点があった人は、それに対応したトレーニングから行ってみましょう。とくに気になるところがなかった人は、筋力や運動能力をキープするために取り組みやすいものから始めてみてください。

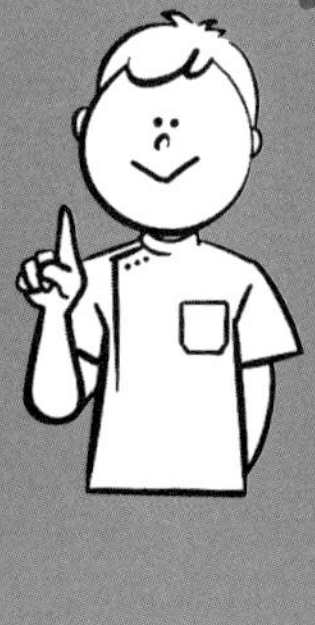

# トレーニングを始める前に

## いつでも、どこでも手軽に実践

　この章では、転倒予防のために鍛えておきたい筋肉と、そのトレーニング方法について紹介します。どれから取り組んでも問題ないので、自分の目的に合うものを選んで実践してみてください。

　ちなみに、次のような人が、毎日、無理なく行うことを想定して、筋トレやストレッチの方法を選びました。

- **50代以上で、今後の体力低下を心配している人**
- **杖を使えば屋外を自力で問題なく歩ける人**
- **体力が低下してきたものの、屋内なら自力で歩ける人**

　また、トレーニングの動作はシンプルで、1回数分程度で終えられるものばかりです。何度かやれば本を見なくてもできるようになるでしょう。

　ハードな動きではないので、実施するタイミングも自由。1日2〜3種類の筋トレ・ストレッチを目安に、ぜひ毎日の習慣にしてください。

## 動きやすい格好で安全に留意

　トレーニングをするときは、専用のウエアなどに着替える必要もありません。ただし、体を曲げたり伸ばしたりするので、動きやすい服装で行ってください。自宅などの室内では、足部保護のために靴（ルームシューズ）を履くのをおすすめしますが、滑り止めが付いた靴下でもよいでしょう。また、暖かい時期なら、裸足でも（滑らない状況であれば）問題ありません。

　椅子や踏み台（階段でも代用可）などを使うトレーニングでは、安定感のあるしっかりとしたものを使用してください。床に直接膝を着いたりすると痛いという場合は、ヨガやストレッチ用のマットを利用してもよいでしょう。手足が滑るのも防いでくれます。

　筋力やバランス機能に不安がある場合は、かかりつけの医師や理学療法士などに相談の上、介助者がいる状況でトレーニングを行いましょう。

### トレーニングの注意点

- □ 動きやすい服装で行う
- □ 足が滑らないようにルームシューズや滑り止め付きの靴下を履く
- □ トレーニング中、体がぐらついて不安な場合は介助者をつけて行う
- □ 椅子や踏み台は安定感のあるものを利用する
- □ 体を支えるために手を着く場合は、壁、手すり、ドアの枠など、体重をかけても動かないものに
- □ 鍛える部位、伸ばす部位を意識しながら行う
- □ 痛みを感じるときは実施しない（痛気持ちいいくらいがベスト）
- □ 体調がすぐれないときは無理に行わない（重篤な心疾患がある人は実施しない）
- □ 筋肉や関節に痛みが出たら、医師や理学療法士など専門家に相談する

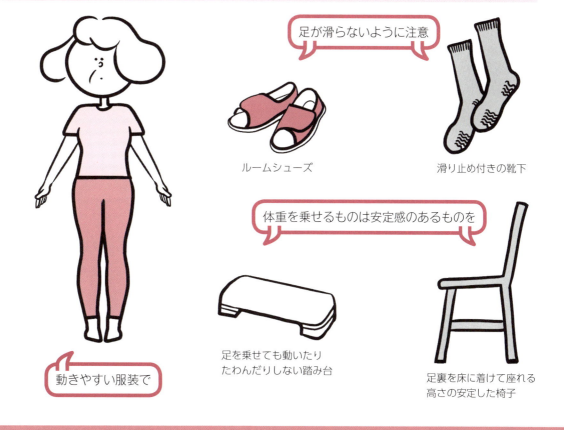

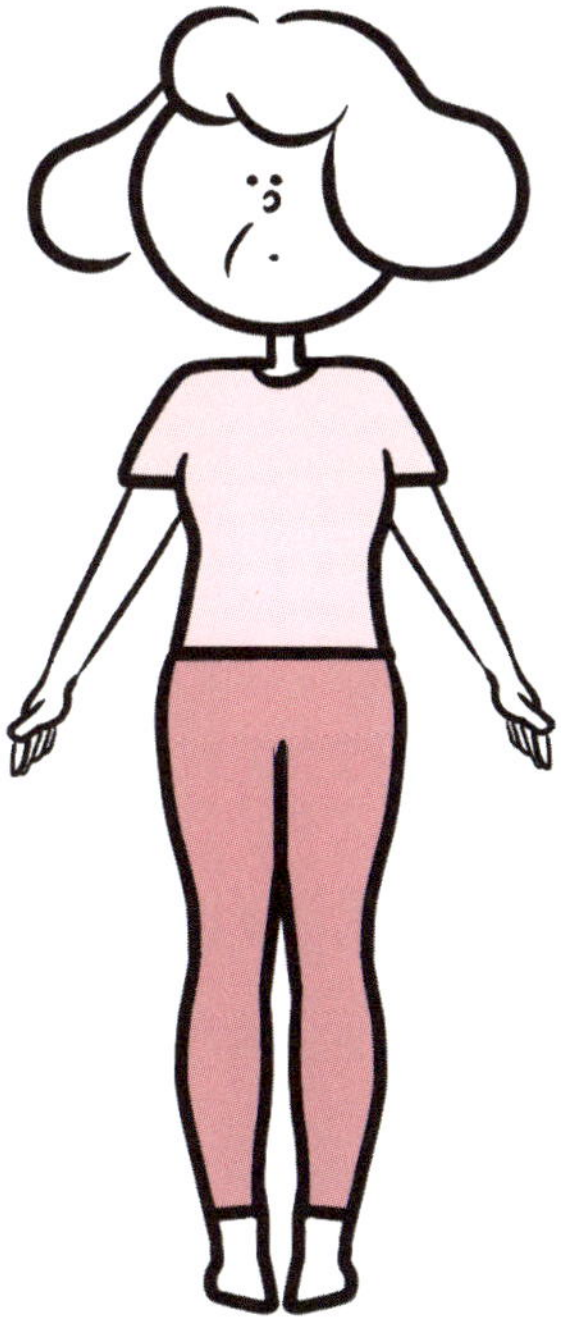

動きやすい服装で

足が滑らないように注意

ルームシューズ

滑り止め付きの靴下

体重を乗せるものは安定感のあるものを

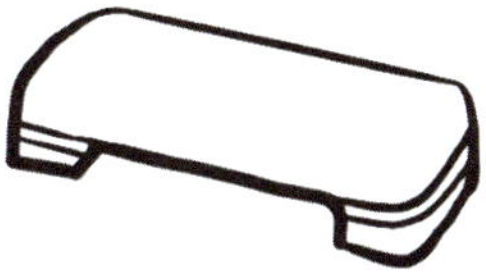

足を乗せても動いたり
たわんだりしない踏み台

足裏を床に着けて座れる
高さの安定した椅子

# 前すねの筋肉を鍛えて すり足予防

前すねの筋肉（前脛骨筋《ぜんけいこつきん》）は、足先を上げる働きをします。この筋肉が弱って足先が上がらなくなると、ちょっとした段差、あるいは何もないところでもつまずくようになります。

ここで紹介するのは、歩くときにすり足になってしまう（踵から接地できない）人におすすめのトレーニング3種類。「座って足先上げ」をやってみて、難しいという場合はより負荷の軽い「立って足先上げ」をやってみてください。逆に、物足りないという人は、「踏み台昇降」にチャレンジしてみましょう。

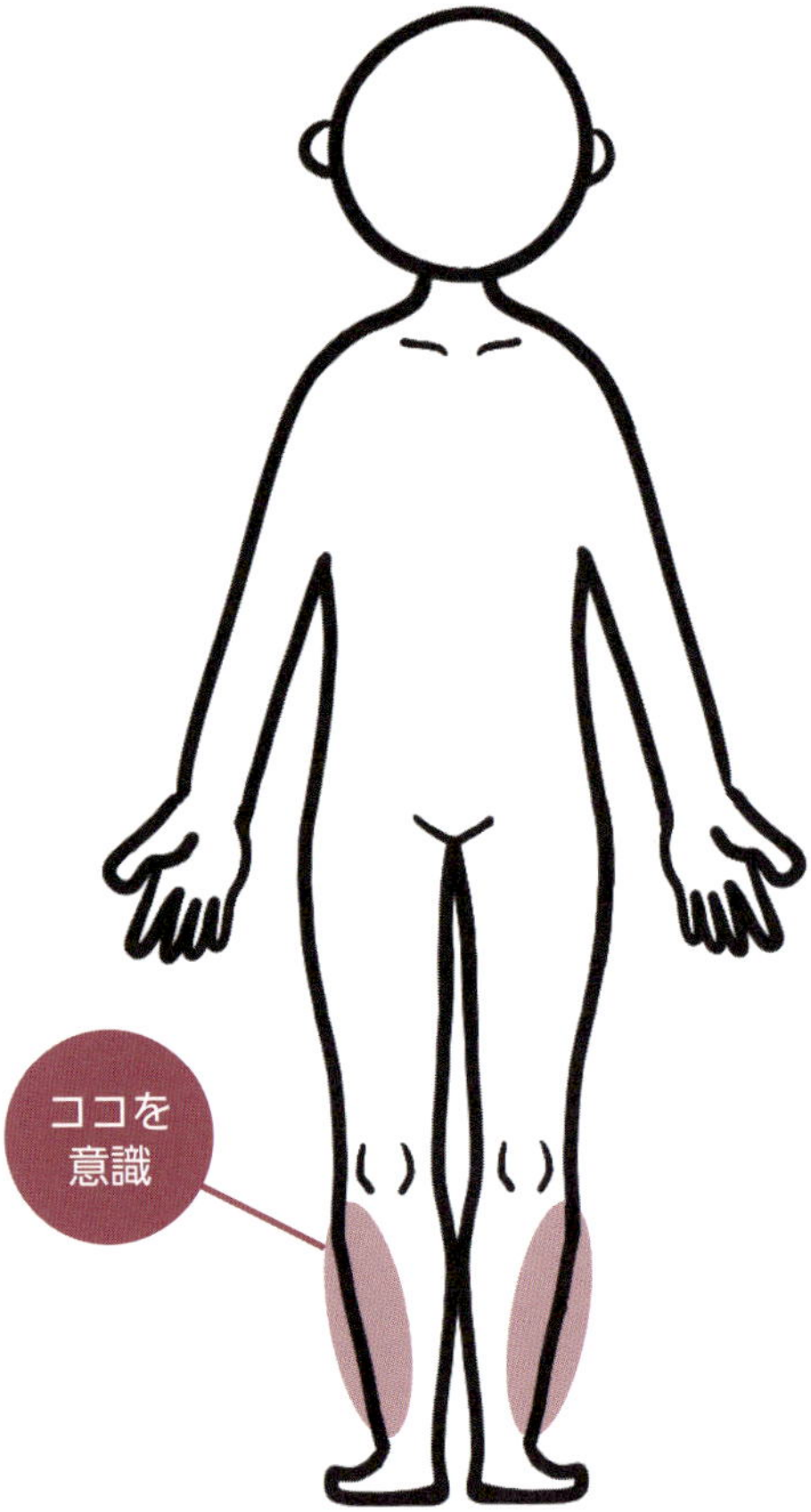


前脛骨筋は「弁慶の泣き所」と呼ばれるところのやや外側あたりです。鍛える部位を意識しながらやってみましょう。

20回×2 は「20回を2セット」という意味です。
1日のうちの好きなタイミングでセットの数だけ行ってください。

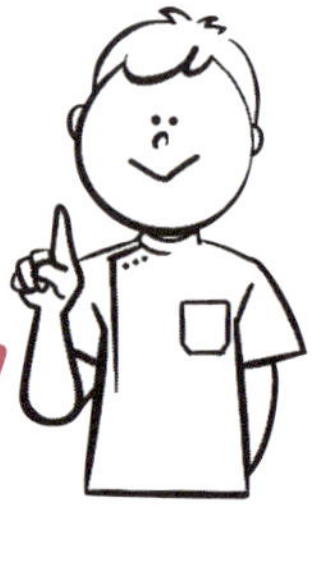

## 座って足先上げ

1. 椅子に座り、手で座面をつかんで体を安定させる
2. 踵を床に着けたまま、左右の足先を同時に上げる

20×2回

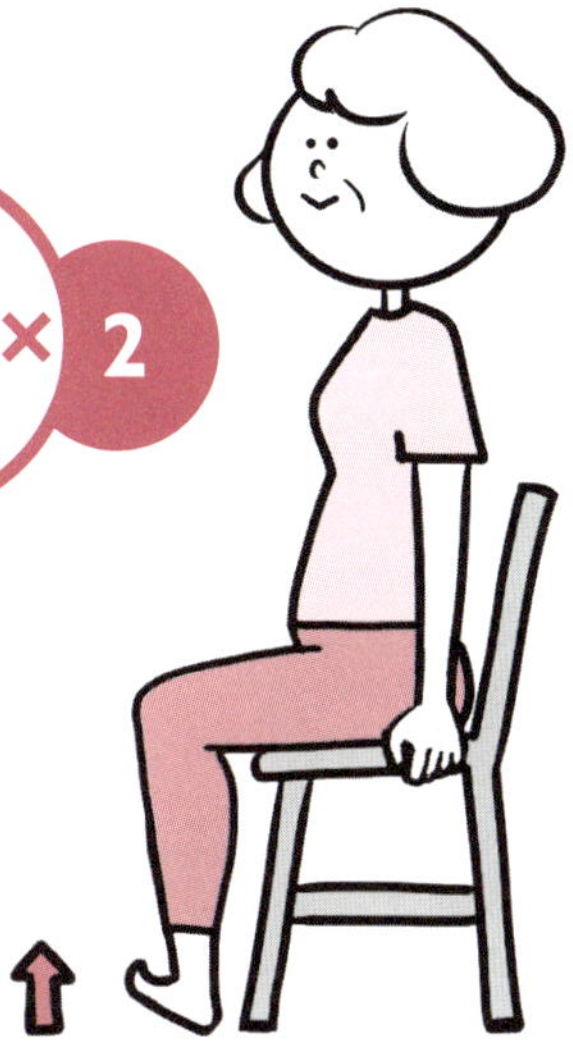

**point**

前すねのやや外側部分を自分で触りながら足先を上げ下げしてみると、前脛骨筋の収縮が確認できてトレーニング効果も上がる。最初の数回は手で触りながらやってみる。

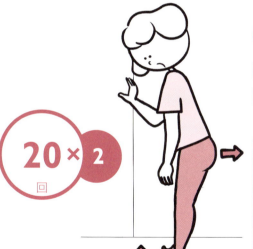

20×2回

## 立って足先上げ

1. 直立した姿勢で、手すりやドアの縁などをつかむ
2. お尻を後ろに突き出しながら、左右の足先を同時に上げる

**point**

- 足先を見ながら行う。
- トレーニング中に後ろへ転倒しないように、手すりやドアの縁などをつかめる環境で行う。
- 転倒の不安がある人は、後ろに介助者についてもらうと安心。

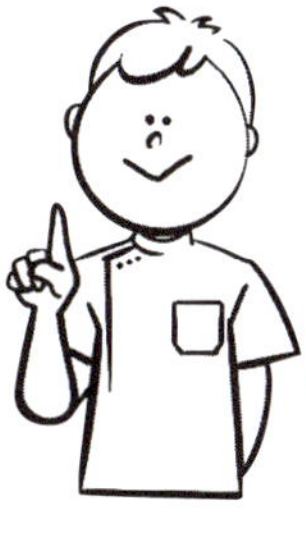

「座って足先上げ」よりも低負荷な前脛骨筋のトレーニングです。お尻を後ろに突き出すことで足先が上がりやすくなる作用を利用します。脳梗塞や脊柱管狭窄症などの影響で足先を上げにくいという人は、この方法もおすすめです。

# 踏み台昇降

10×2回

1 踏み台や階段を使って、昇り降り運動をする

2 右足から昇って右足から降りる

3 左足から昇って左足から降りる

4 2と3を交互に繰り返す

「昇って降りる」の動作を1回と数えます。

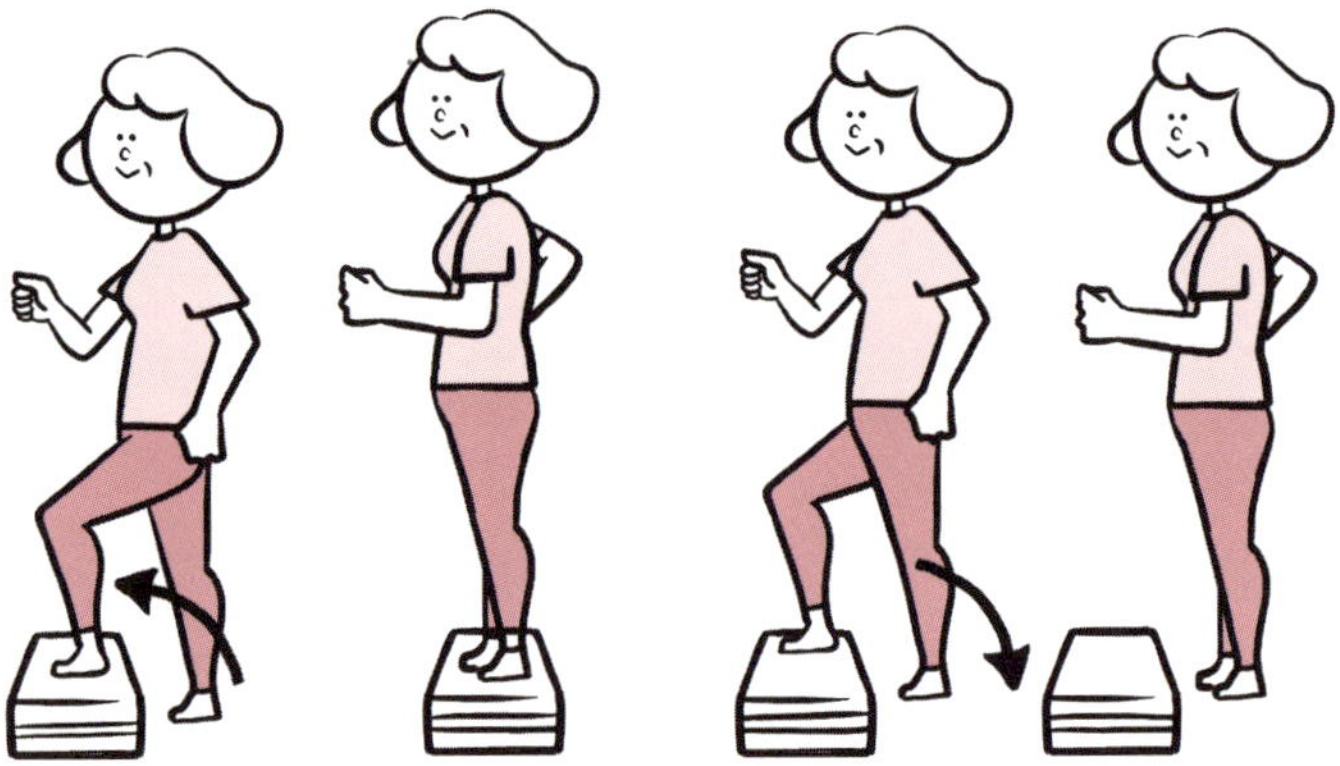

**point**

- 踏み台は高さ20㎝程度がやりやすい（踏み台がない場合は、階段でも代用可能）。
- 台に乗るときは、足先を思い切り上げるよう意識する。
- 昇り降りは一定のリズムを意識しながら、無理のない速さで行う。
- 昇降中に体のバランスが崩れやすい人は、転倒防止のために、手すりなどをつかみながら、安全に注意して行う。

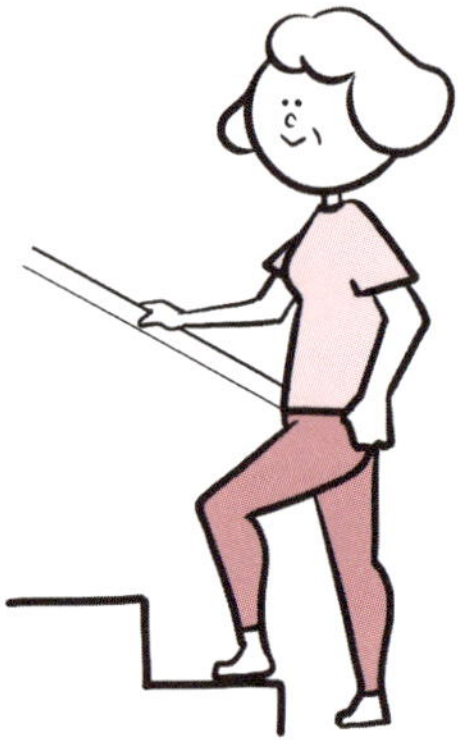

有酸素運動でもあるので、ダイエットにも効果的な運動です。手すりを持つ場合は軽く体を支える程度にしましょう。腕の力で体を引き上げてしまうと前脛骨筋への効果が得にくくなります。

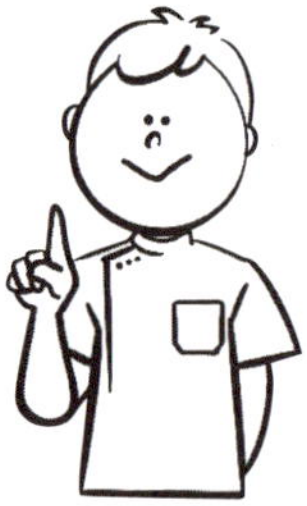

すり足予防

# 股関節の筋肉を鍛えて足を上げる

足先を上げて歩行するためには、股関節の筋肉（腸腰筋《ちょうようきん》）を鍛えることも重要です。この筋肉は、股関節を屈曲させる働きのある筋肉です。

## 座ってもも上げ

**1** 椅子に座って背筋を伸ばし、手で座面をつかんで体を安定させる

**2** 片足ずつ、交互にもも上げをする

両足で 20回 × 3

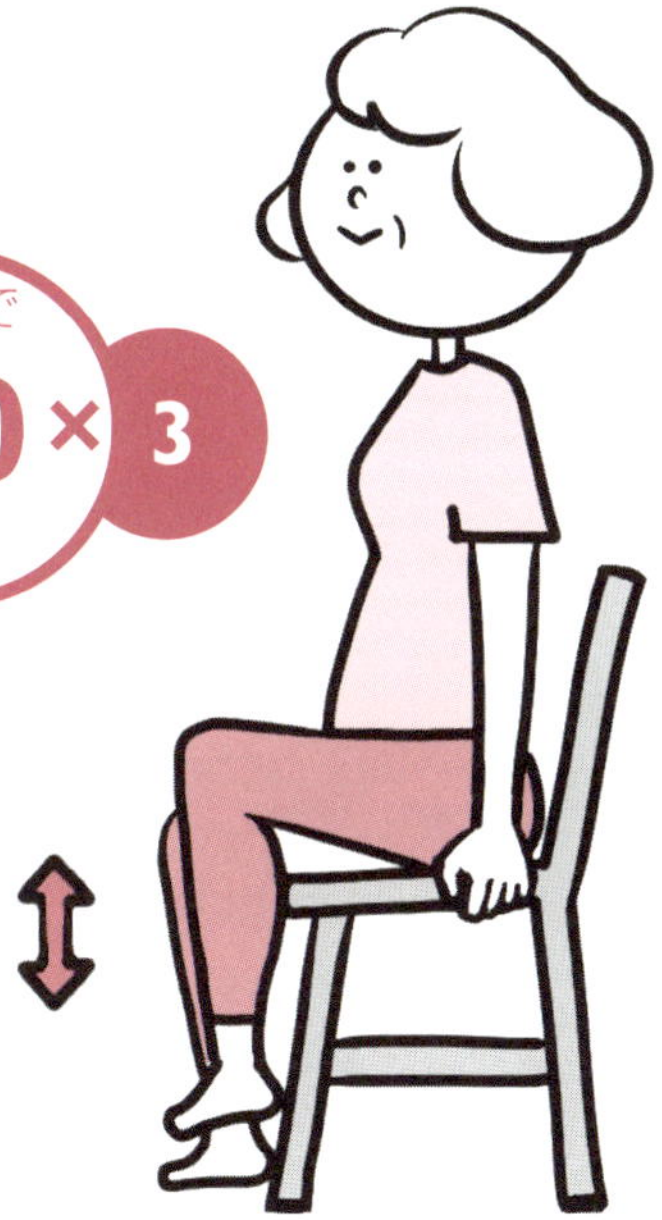

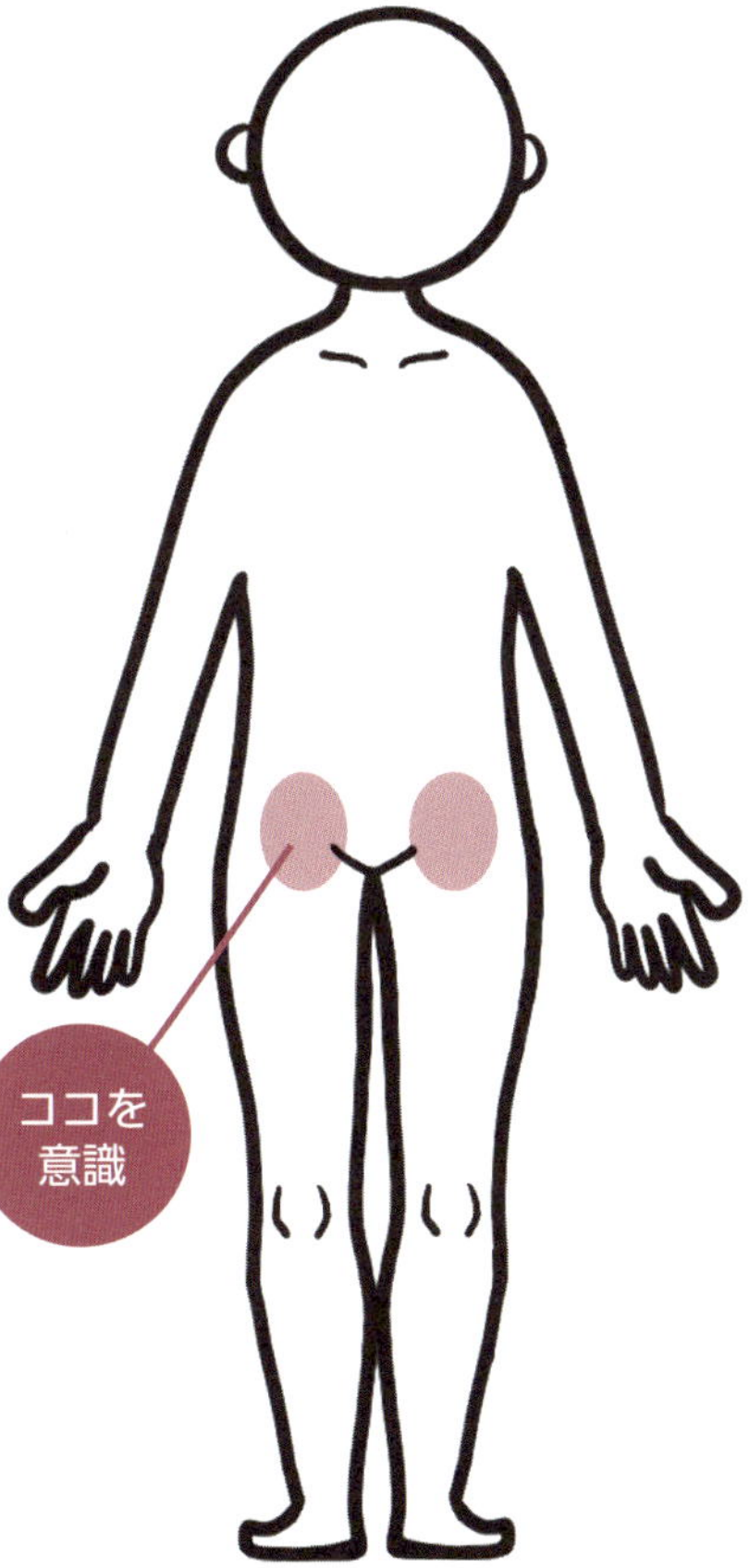


**point**

- 上半身は、背もたれに預けたり、前かがみになったりせず、まっすぐな状態を保つ。
- 足を上げるときは、真上に上げるイメージ。

すり足予防

# お尻の筋肉を鍛えて背中が丸くなるのを解消

歩いているときに体が曲がってしまう（背中が丸くなる）のを解消するために鍛えたいのが、お尻の筋肉（大殿筋《だいでんきん》）。上半身が前に傾きすぎないように支えてくれる筋肉です。

上半身が前傾すると、お尻を突き出すような姿勢になり、たとえ筋力が低下していなくても、物理的に足を上げにくくなります。その結果、すり足になり、歩幅も狭くなり、疲れやすい歩き方になってしまうのです。

大殿筋のトレーニングによって、歩くときに体が曲がりにくくなり、足が上がりやすく、すり足も解消され、転びにくくなります。

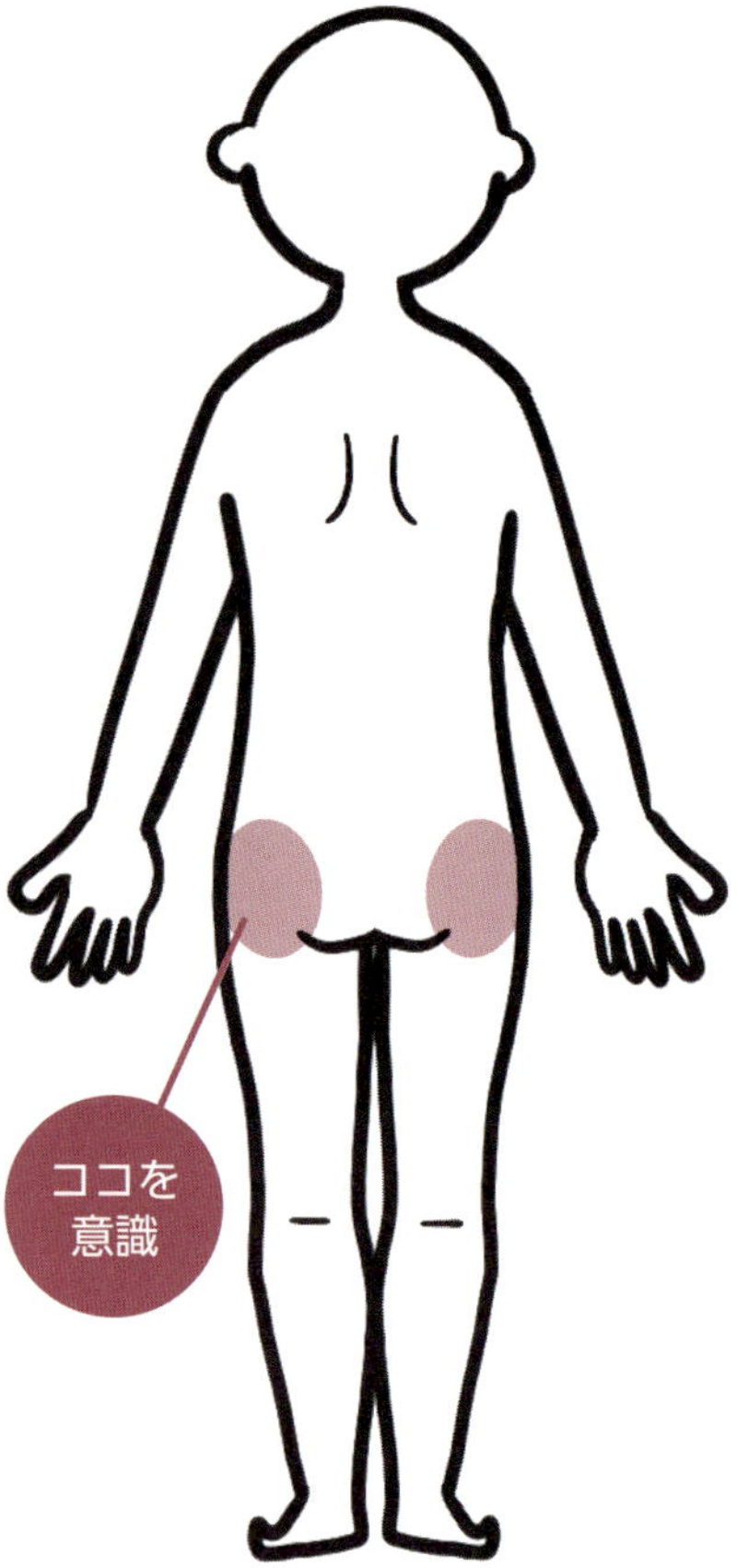


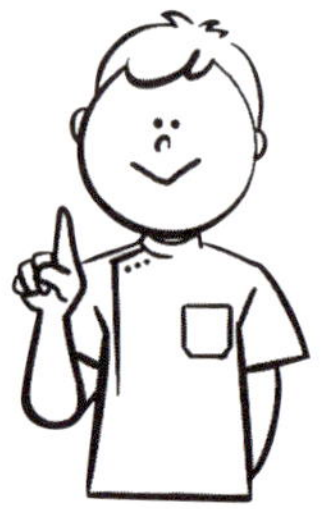
大殿筋は、重力に抗して体を支える要となる筋肉です。しっかりと鍛えておくことで、断然歩きやすくなります。

# ブリッジ

20回 × 2

**1** 床に仰向けに寝て、足を肩幅くらいに開く

**2** 膝を立て、足の裏で床をしっかりととらえる

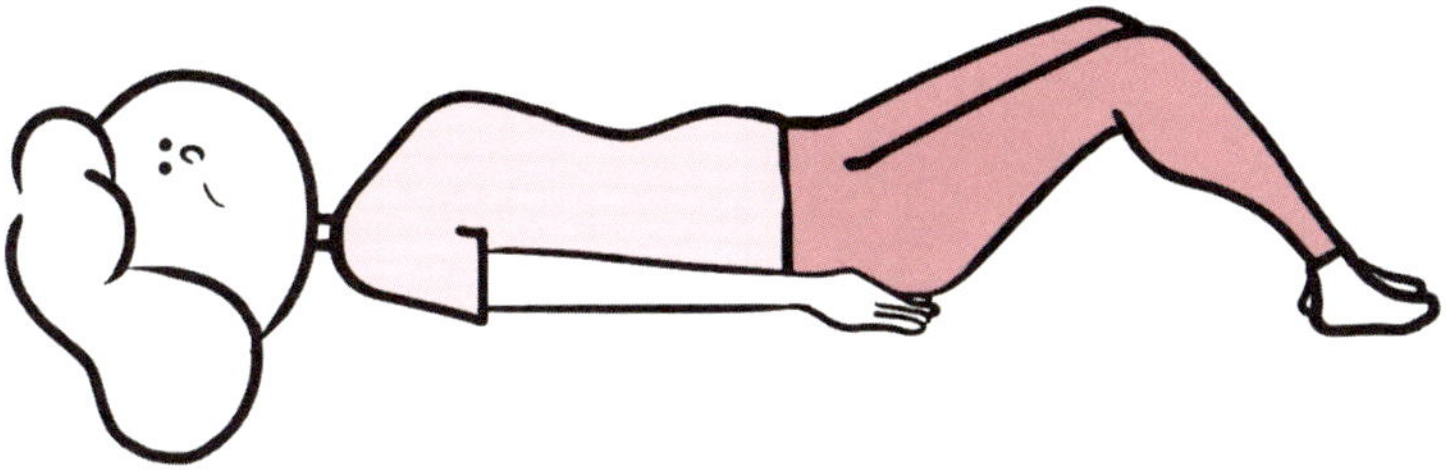

**point**

- お尻の上げ下げは、勢いをつけず、ゆっくりと大きな動作で行う（大殿筋をじっくりと収縮させる）。
- お尻を上げるのは、肩・腰・膝がまっすぐになる位置まで。それよりも上げる（お腹を突き出す）のはダメ。

**3** ゆっくりとお尻を床から浮かせ、肩から膝までがまっすぐになったところで５秒間キープ

**4** ゆっくりとお尻を下ろす

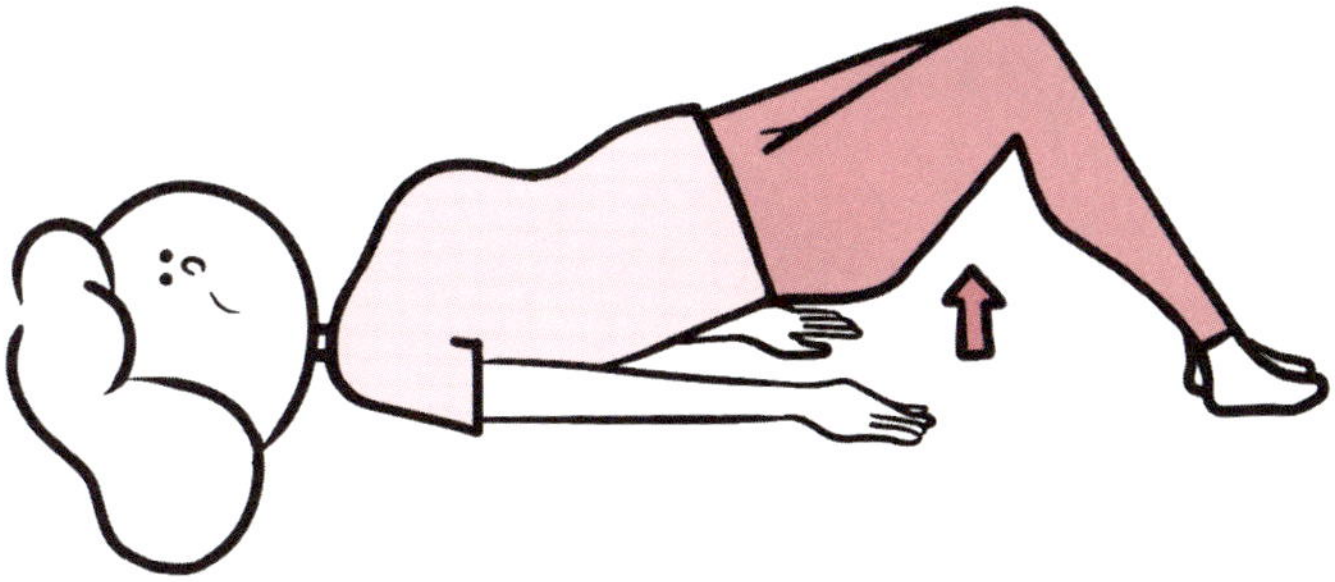

「リハビリ運動の王道」といえるくらい頻繁に行われるトレーニングです。「ヒップアップ」「お尻上げ」などとも呼ばれ、大殿筋を鍛えるのに効果的です。

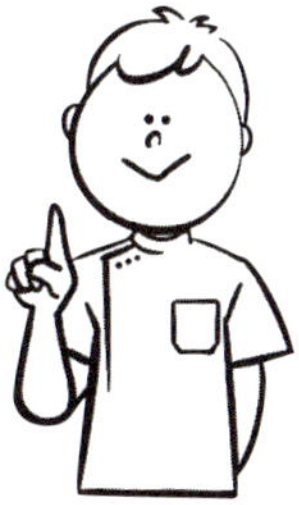

すり足予防

# 背中のストレッチですり足改善

猫背の改善には、背中のストレッチも効果的です。猫背の人は背中の筋肉（腰背部）が固く、伸びにくくなっています。ストレッチによってできるだけ背筋をまっすぐにして、歩行中の視線も上げるように意識しましょう。

## 背中伸ばし

1. 四つ這いの姿勢をとる
2. 両腕をできるだけ前方に伸ばし、脱力しながら、体を反らせるように伸ばす
3. 背中に伸長感（伸ばされている感じ）がある体勢で30秒間キープし、元の姿勢に戻る

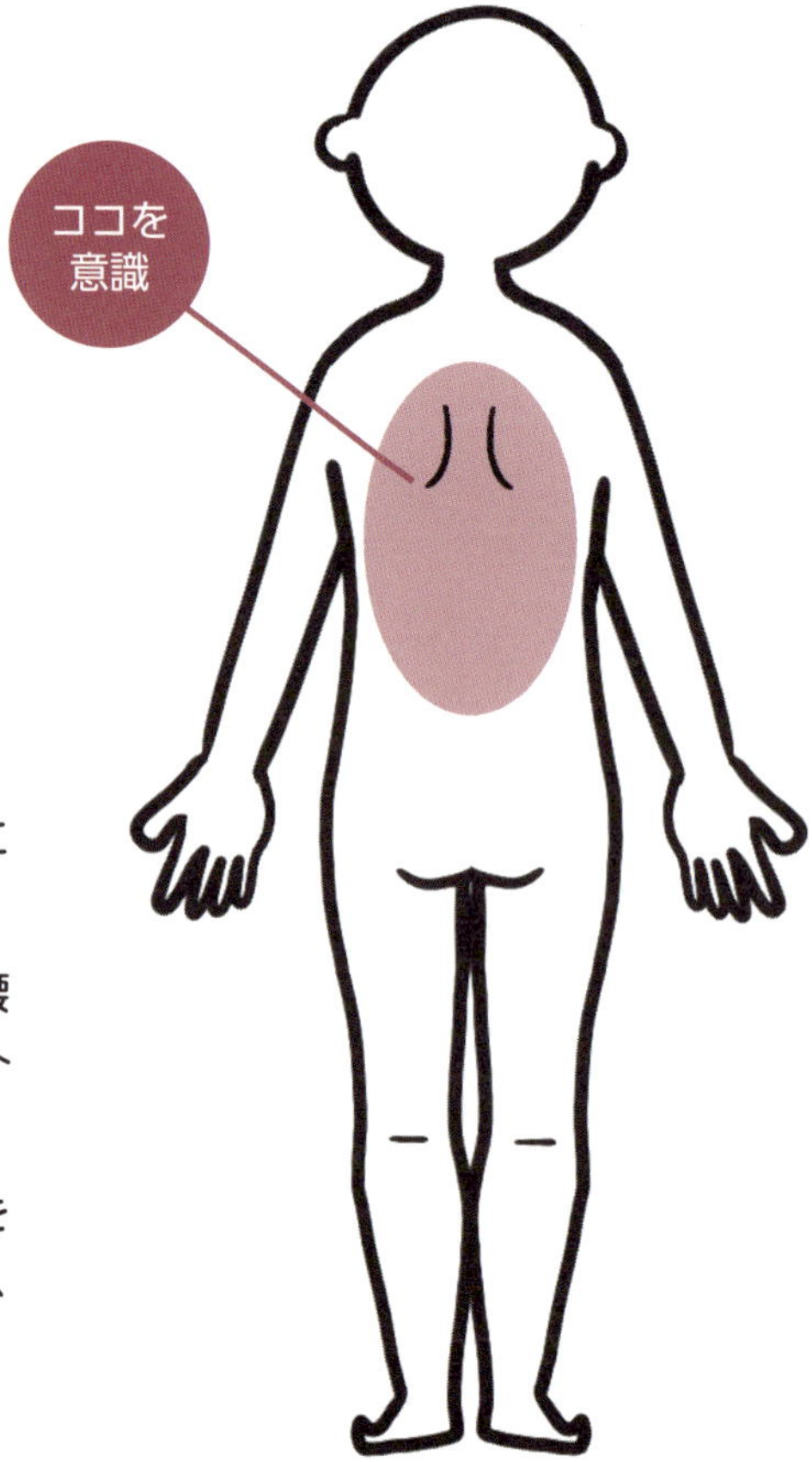


## 背中ひねり

1. 床に仰向けに寝て、両腕を真横に伸ばす
2. 片方の足の股関節と膝を曲げ、腰をひねりながらもう片方の足の外側へ
3. 背中と腰が伸ばされているのを意識しながら30秒間キープし、元の姿勢へ
4. 同様に反対側にもひねる

**point**

- 腰痛がある人は、痛みがない範囲で行う。
- 脊柱管狭窄症や脊椎圧迫骨折などで背骨の変形がある人は行わない。

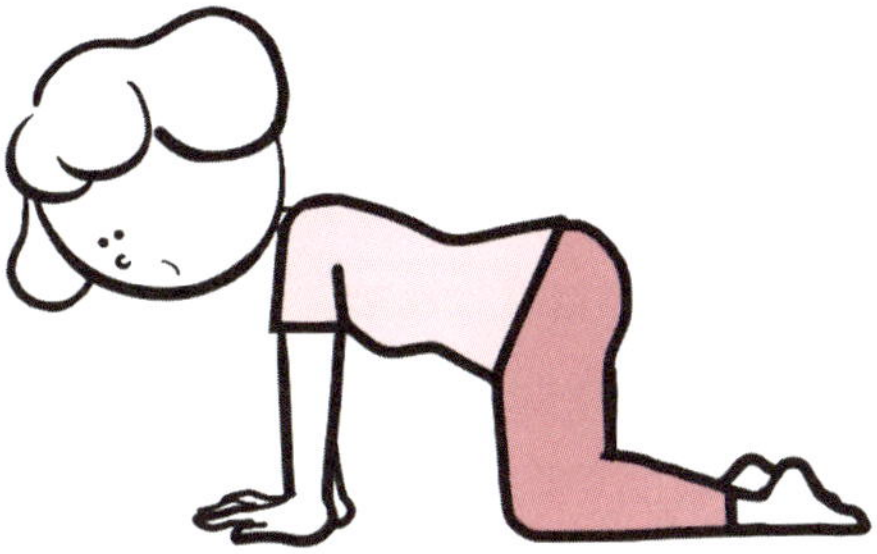

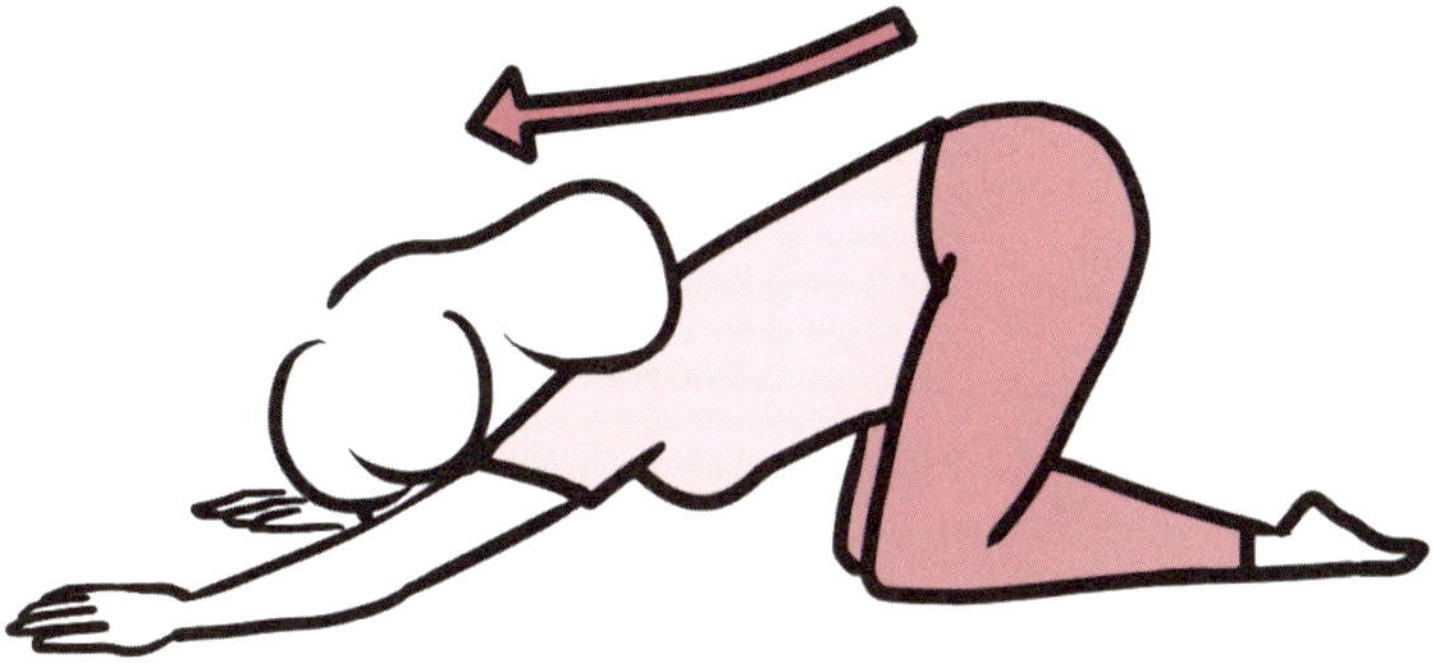

30秒×2

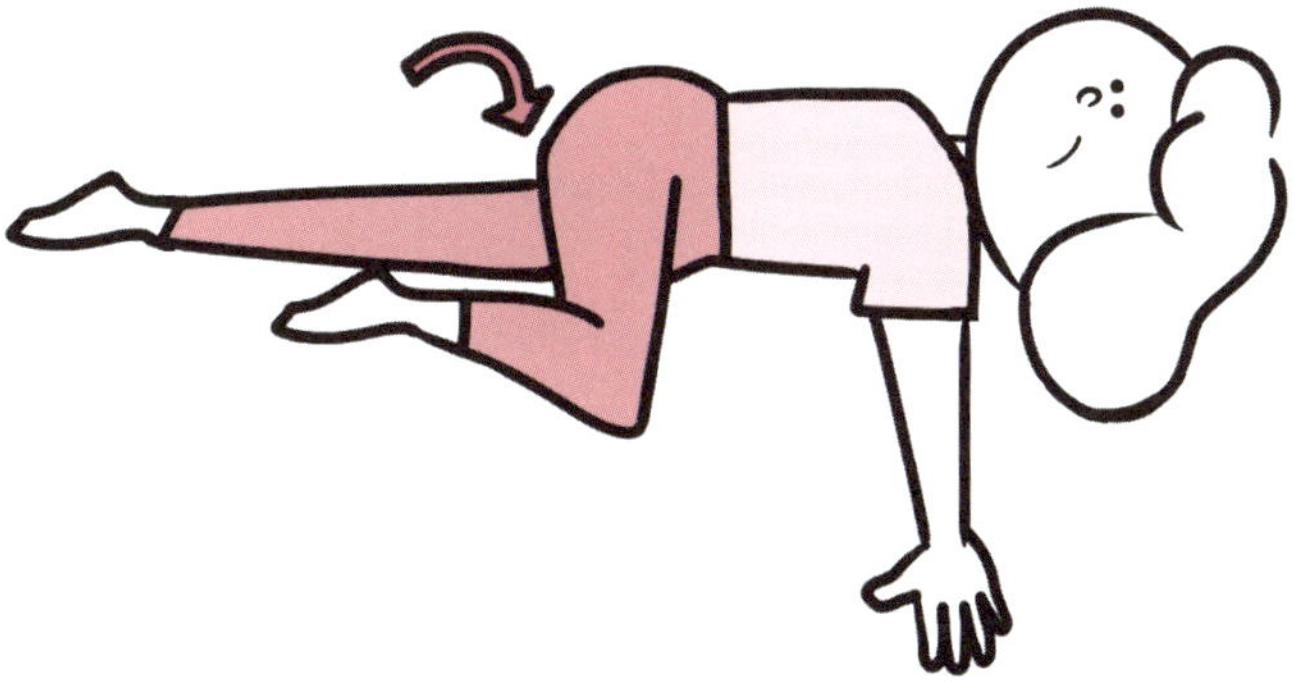

片足30秒

**point**

- 顔は真上（天井）を見る。
- 背中の筋肉に、ねじれるようなほどよい伸びを感じながら、左右それぞれ行う。

# ふくらはぎの筋肉を鍛えて足を後ろに伸ばしやすくする

## 触ってみよう

1. 壁に向かって立ち、手を着きながら前かがみになる
2. 手を伸ばしてふくらはぎに触れた状態で、踵を床から浮かせる
3. 筋肉の収縮の程度を確認する

ふくらはぎの筋肉は非常に大きく、表層にあるので、簡単に触ることができます。立った状態でふくらはぎに触ると体重が乗るため、筋肉の収縮がより確認しやすくなります。

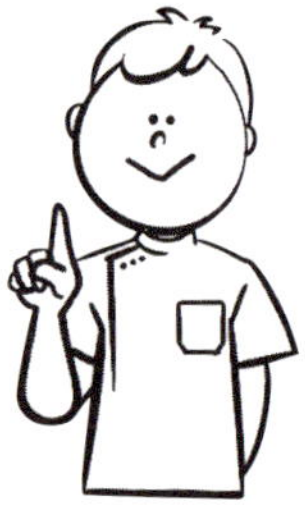

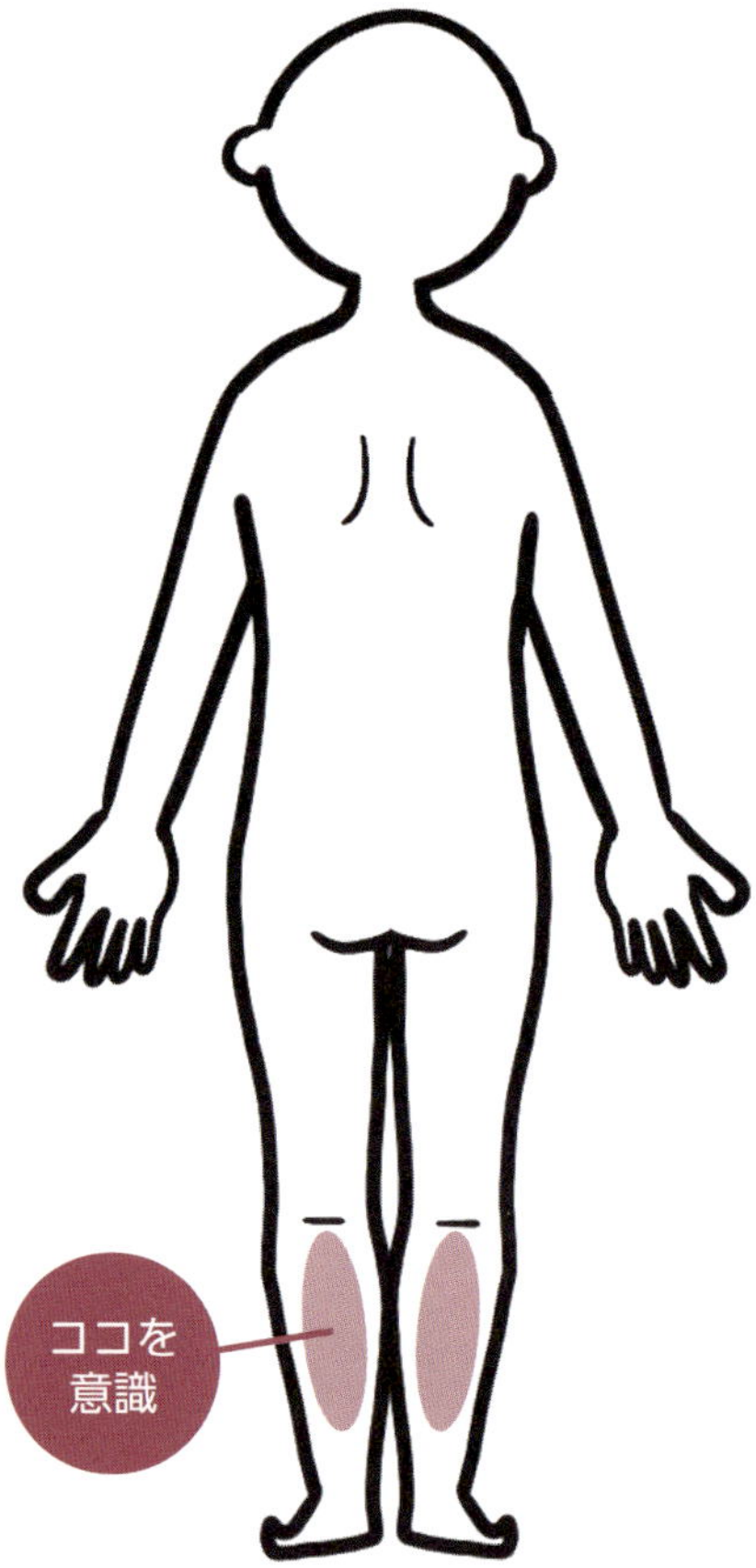


ふくらはぎの筋肉（下腿三頭筋《かたいさんとうきん》）は、歩行動作のうち股関節を伸ばすときに体重を支える働きをします。したがって、この筋力が低下すると、股関節を十分に後ろへ伸ばすことができず、地面を後ろへ蹴ることができません。おのずと歩幅も狭くなります。

歩幅が小さく、ちょこちょこと歩いている人は、ふくらはぎの筋肉を鍛えるとスムーズな歩行がしやすくなります。

また、ふくらはぎの筋肉は、強靭さを持つ反面、放っておくとすぐに固くこわばってしまう性質もあります。P66のストレッチで、普段からふくらはぎの筋肉を柔らかい状態に保つように心がけてください。

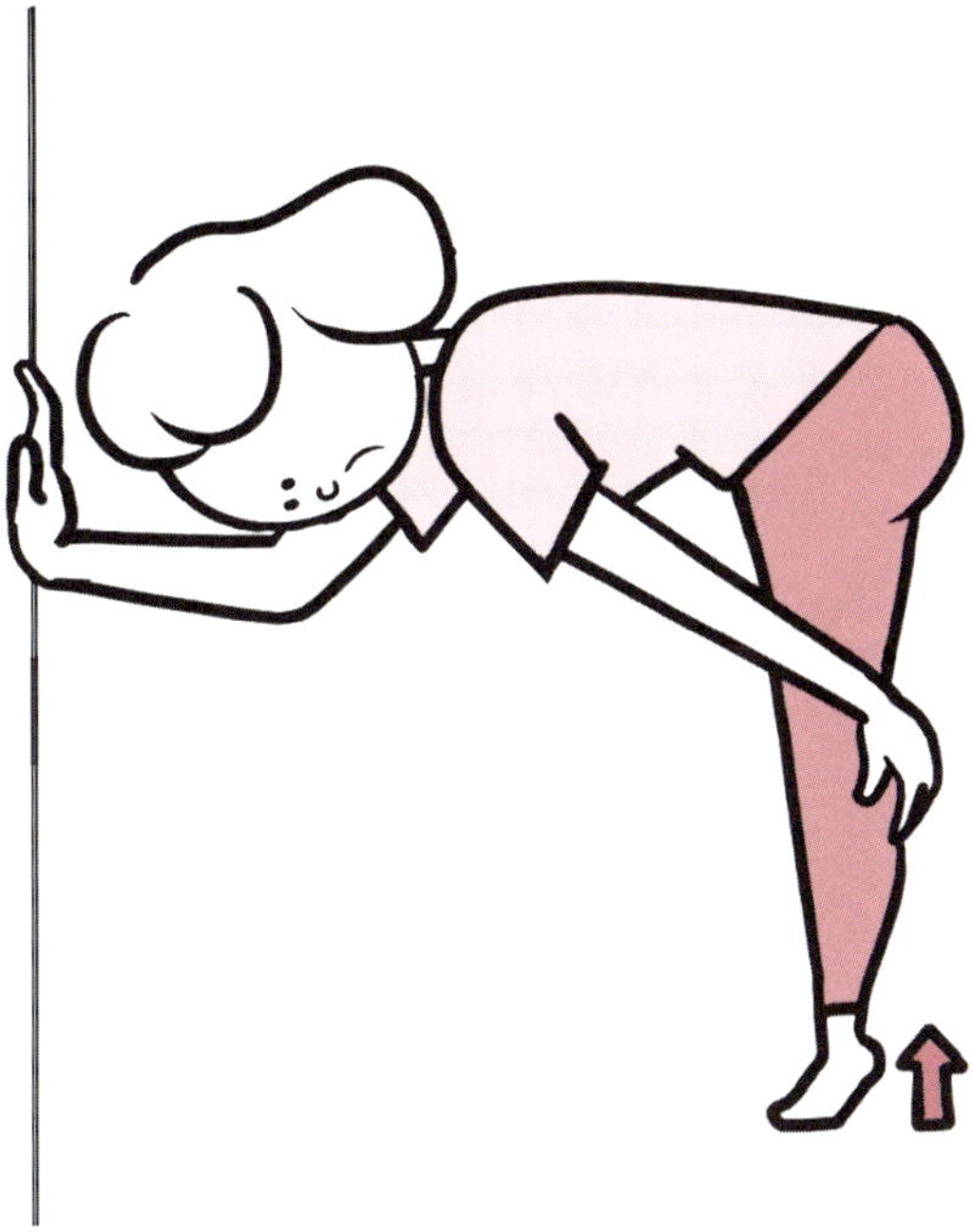

## 立って触るのが難しいときは

1. 椅子に座ったままふくらはぎに触れた状態で、踵を床から浮かせる
2. 筋肉の収縮の程度を確認する

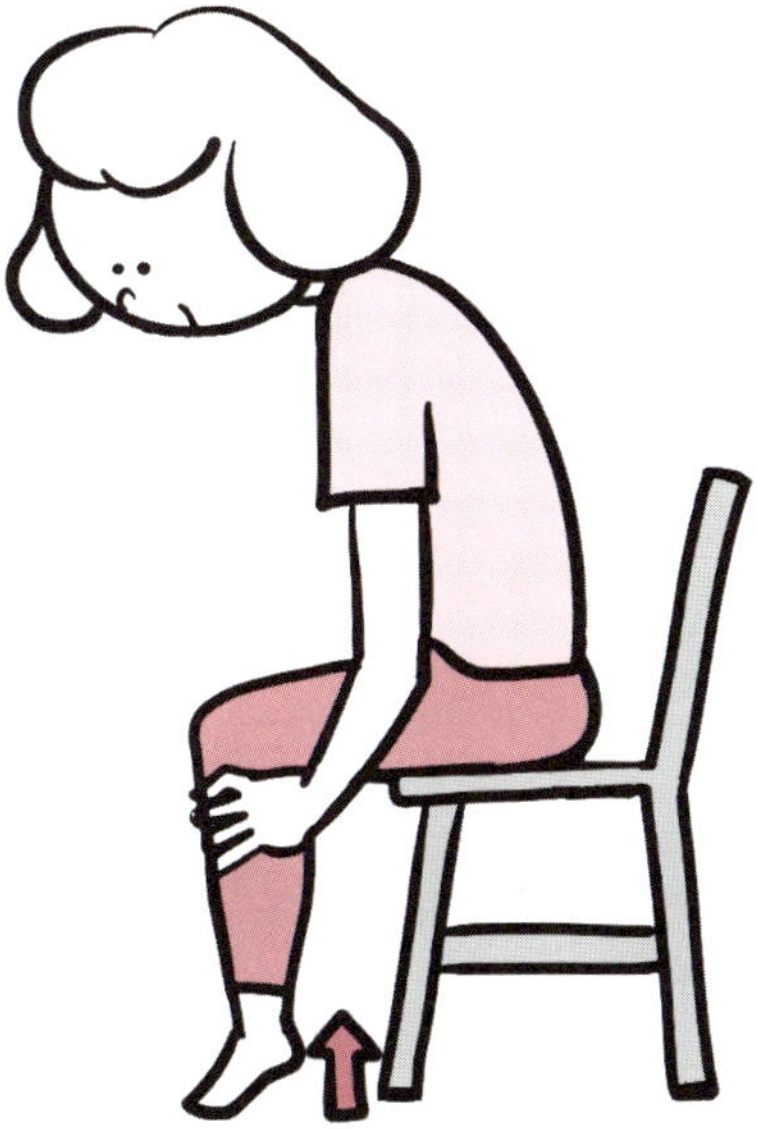

立ってふくらはぎを触る姿勢に恐怖感があったり、股関節を深く曲げることができない場合は、椅子に座った状態で確認してみましょう。

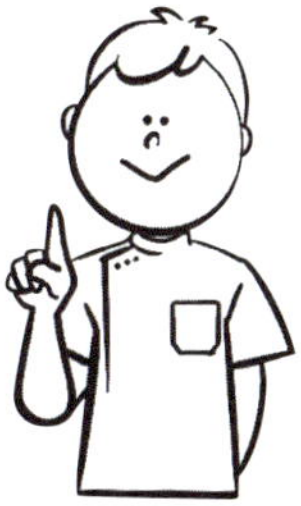

# 壁の前で背伸び

**1** 壁に軽く手を着いた状態で立つ

**2** 踵を床から浮かせて背伸びをする

**3** 限界まで背伸びをしたら、ゆっくり踵を下ろして元の姿勢に

**point**

- 膝が曲がらないように気をつけて、背伸びをする。
- ゆっくりと上げ下ろしを行い、関節が可動する範囲で目いっぱい動かす。

20回 × 2

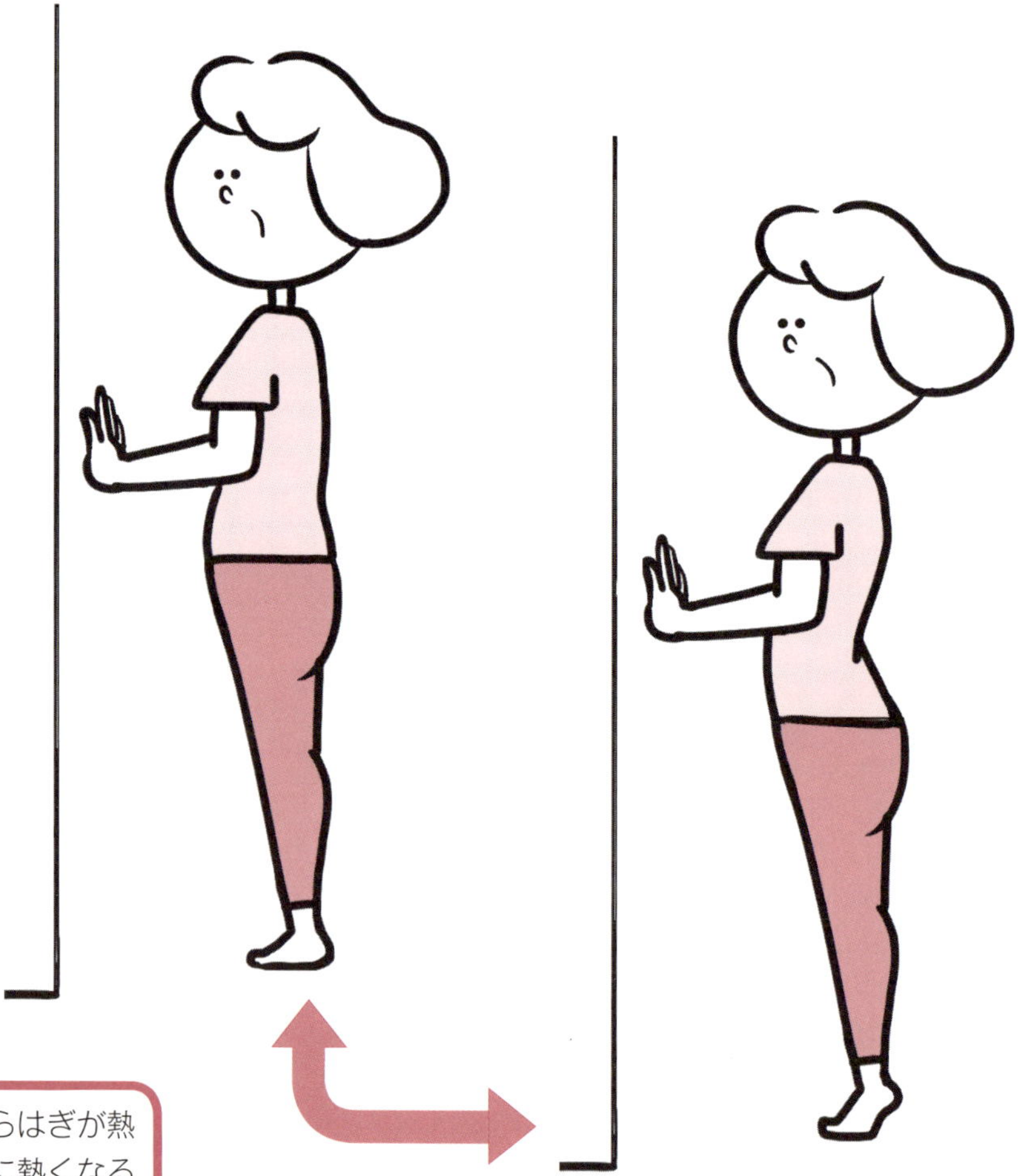

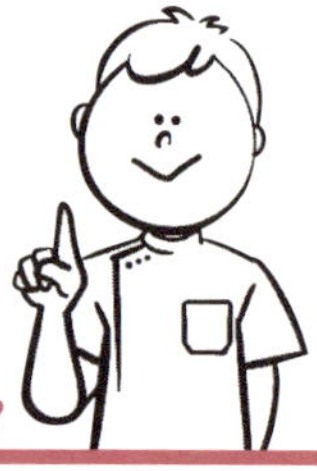

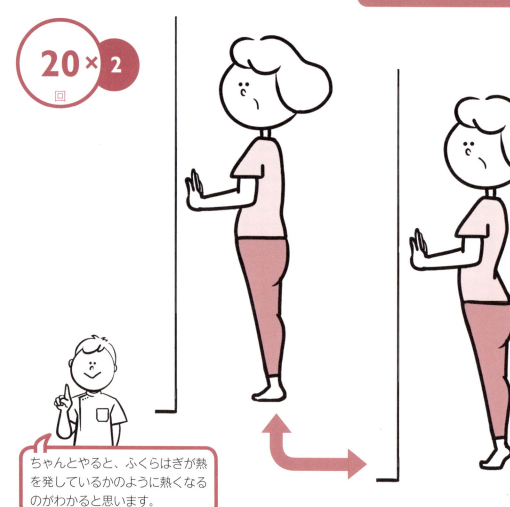

ちゃんとやると、ふくらはぎが熱を発しているかのように熱くなるのがわかると思います。

# 前傾して片足立ち

1. 手すりや壁に手を着いて立つ
2. 鍛えたいほうの足を一歩後ろに出す
3. 前の足を床から浮かせて15秒間キープ

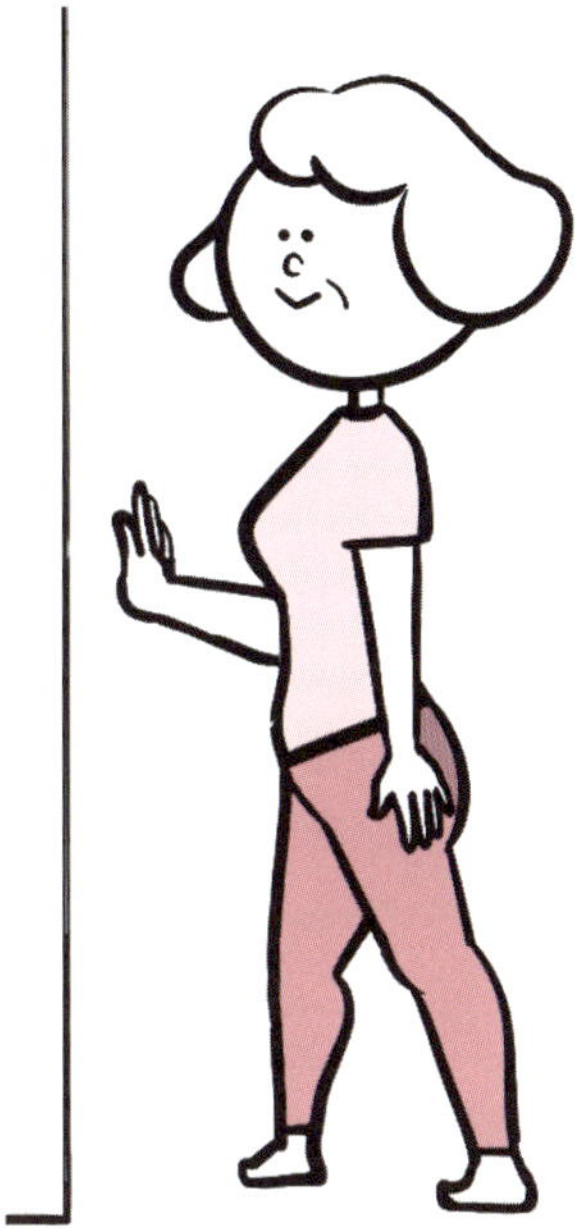

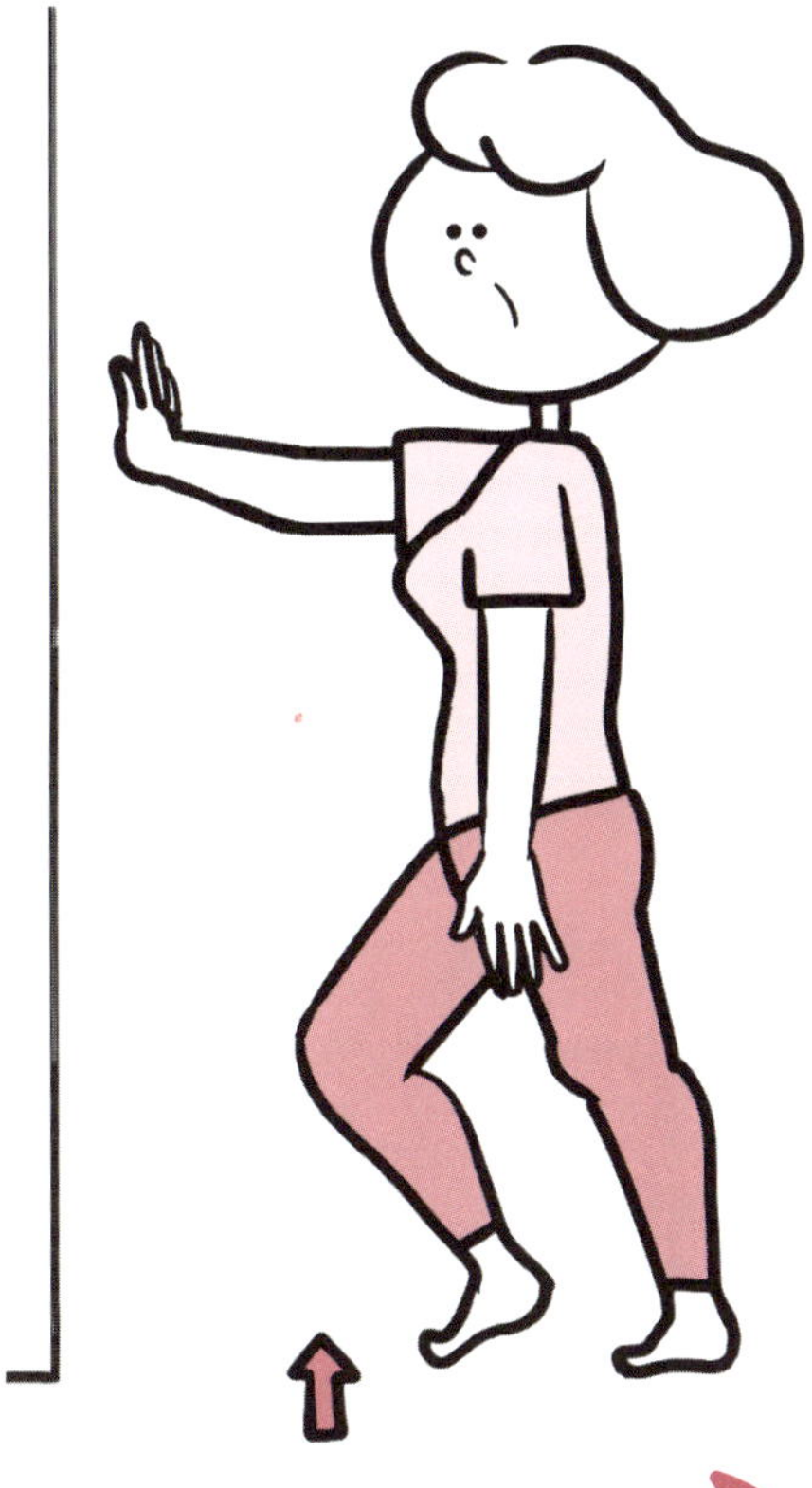

片足 15 秒 × 2

前の足を浮かせると、後ろの足にぐっと体重が乗ります。足の指で床をつかむようなイメージで行いましょう。

**point**

- 必ず手すりや壁、ドアの縁など持ちやすいところを支持して行う。
- 体をやや前に倒すような感覚で行うと、ふくらはぎの筋肉が持続的に収縮する。
- つま先に体重が乗っている感覚を意識して行う。

股関節を伸ばす

# 太ももの前側の筋肉のストレッチ

太ももの前側の筋肉（大腿《だいたい》四頭《しとう》筋《きん》）も重要な筋肉です。とくに、太ももの前側の真ん中にある大腿《だいたい》直筋《ちょくきん》は、その収縮によって膝を伸ばしたり、**股関節を曲げたり**することができます。この筋肉の柔軟性が低下すると、歩行中に背中が曲がりやすくなったり、後ろに足を伸ばしにくくなったりします。

## 前もも伸ばし

1. 壁に手を着いた状態で立つ（手すりにつかまって立ってもOK）
2. 手で足首を持って膝を曲げ、片足立ちをする
3. 太ももの前面に伸長感がある状態で20秒間キープ
4. もう片方の足も同じようにして太ももの前側を伸ばす

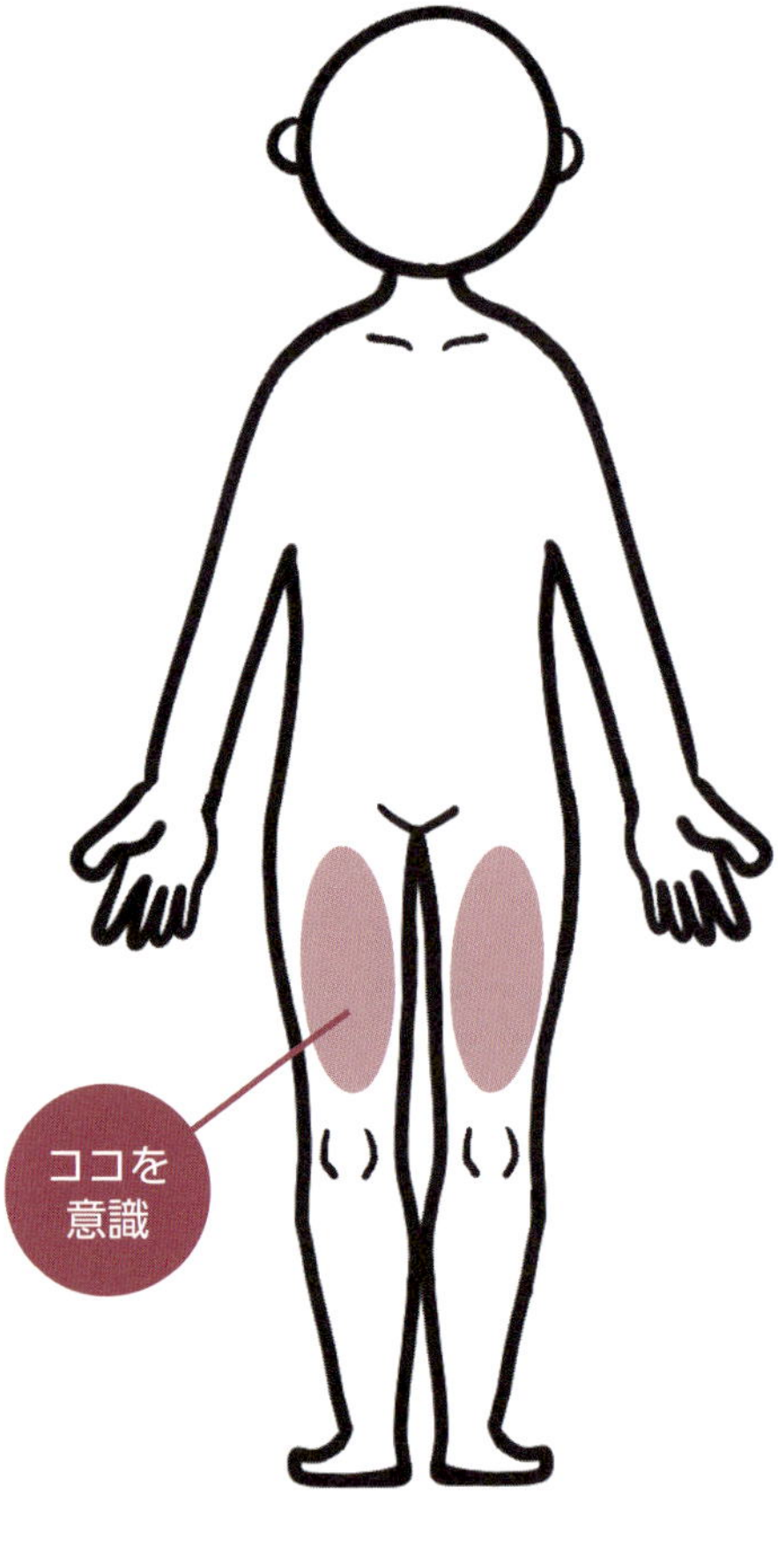


### 立った姿勢が難しいときは

1. 床に足を伸ばした状態で座る
2. 片方の足の膝を曲げる
3. 体の後ろに手を着いて、上半身をゆっくりと後ろへ倒す
4. 太もも前面に適度な伸長感がある状態で30秒間キープ
5. 反対側の足も同様にストレッチ

**point**

**変形性膝関節症などで膝に痛みがある場合は膝を曲げすぎず、痛みのない範囲で行う。**

股関節の筋肉の柔軟性は大事です。しっかりとストレッチをして、歩きやすい状態にしておきましょう。

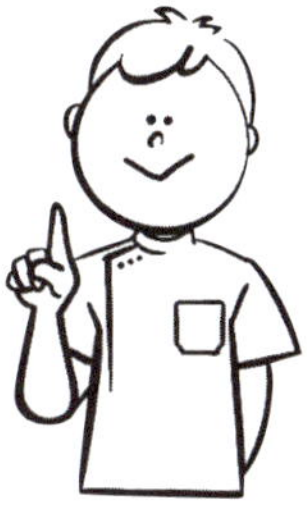

片足
**20**
秒

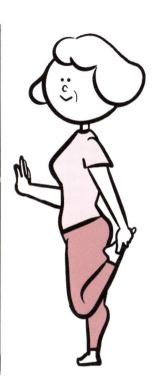

立った姿勢でのストレッチでは、「膝を曲げると痛みや可動域の制限があり、手が足に届かない」「片足立ちは不安定で怖い」という場合は、この方法がおすすめです。上半身をどのくらい後ろへ倒すかで負荷が調節できるので、個人の筋肉の固さに応じて行えます。転倒の危険もありません。

片足
**30**
秒

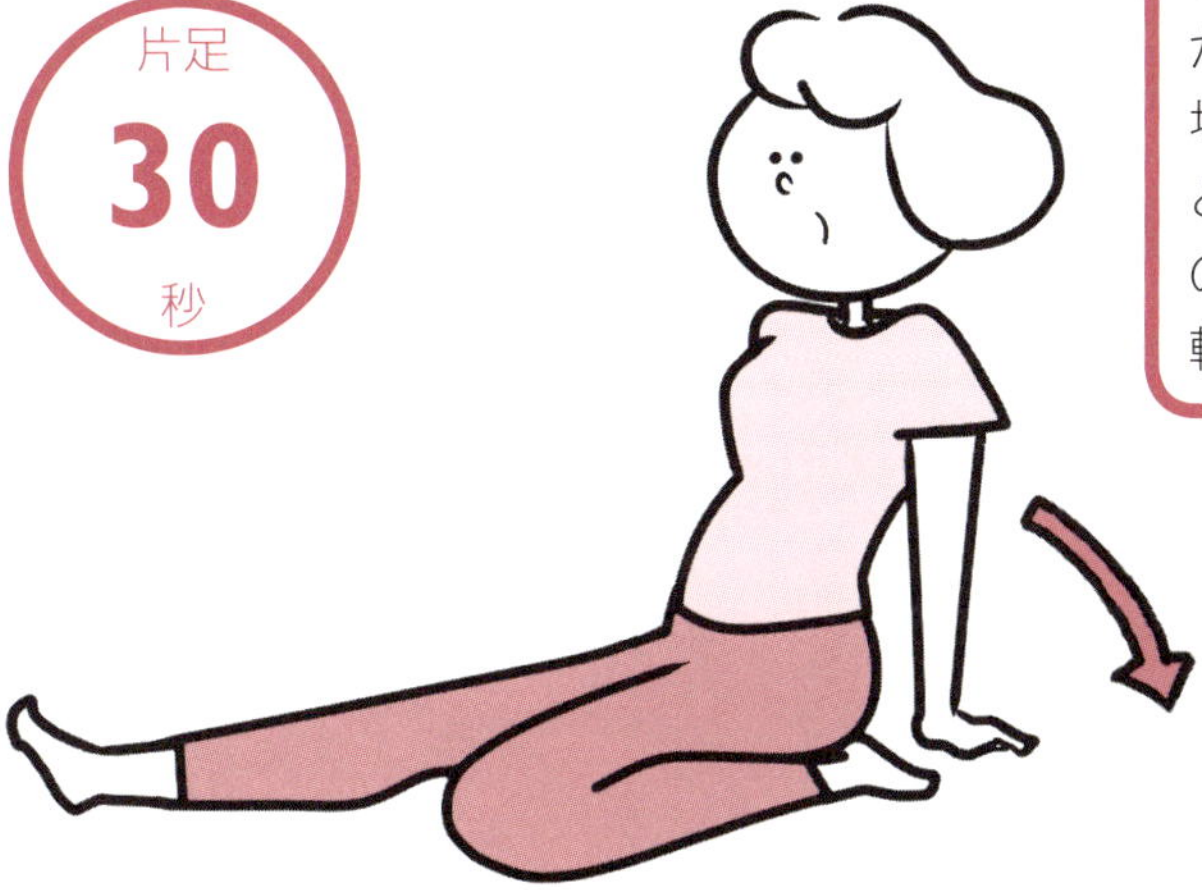

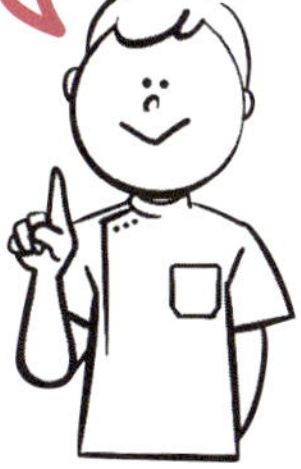

# 股関節の筋肉のストレッチ

大腰筋《だいようきん》と腸骨筋《ちょうこつきん》からなる股関節の筋肉（腸腰筋）は、収縮によって股関節を屈曲させる作用があります。

歩いたり、立ったりする機会が少ない（椅子に座っている時間が長い）と、大腰筋は縮んで固くなってしまいます。普段からよくストレッチしておきましょう。

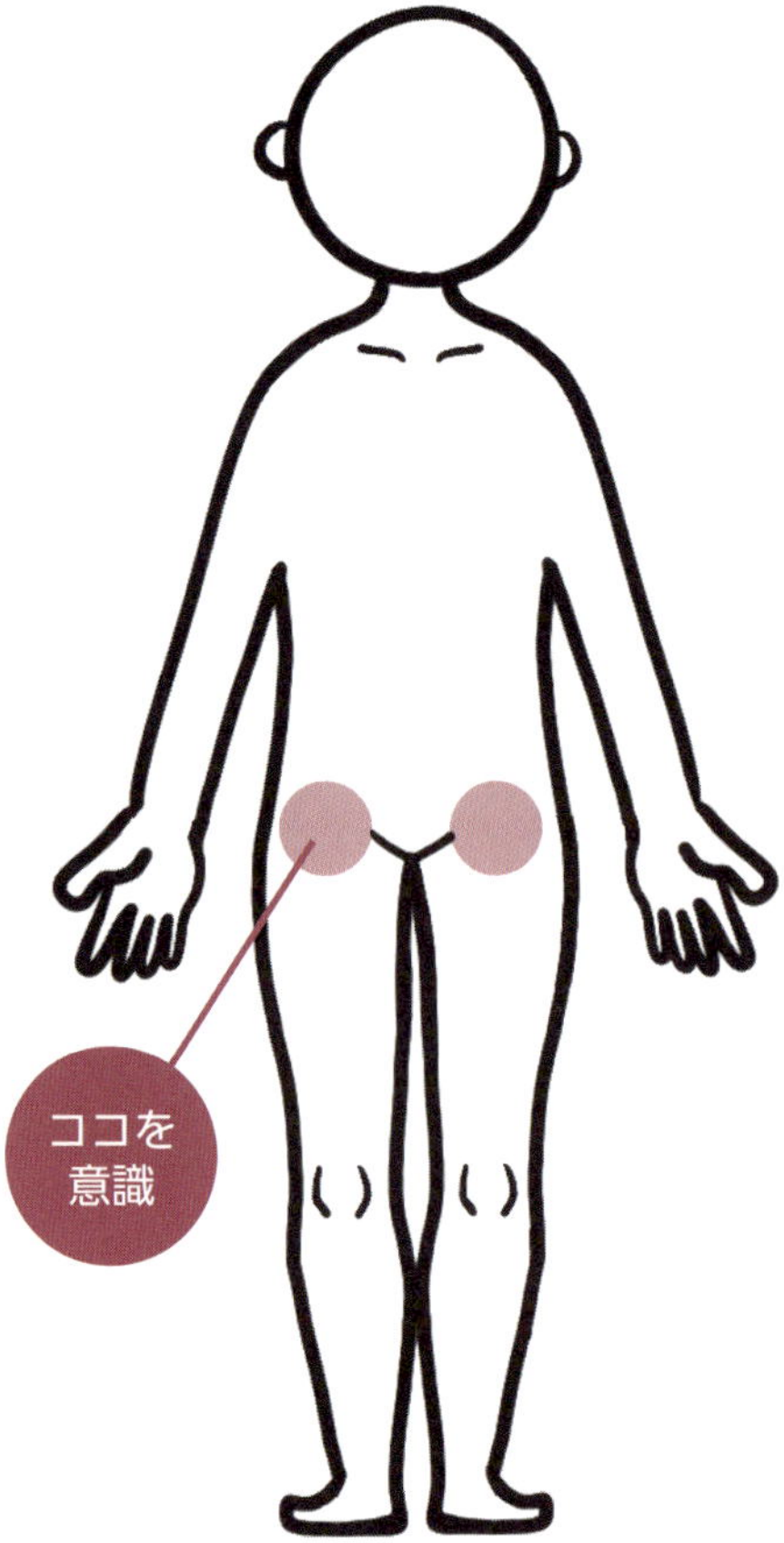


## 片足下ろし

1. ベッドの上に仰向けに寝て、片足（太ももから足先まで）だけをベッドの外に出して下ろす
2. 下ろしたほうの足を60秒間ほど脱力させ、股関節の筋肉を伸ばす
3. 反対側の足も同じように60秒脱力させる

**point**

- 上半身はしっかりとベッドの上に乗せ、落下しないように注意。
- 下ろした足に力が入ってしまうとストレッチ効果が得られないので、脱力を意識する。

下ろした足を脱力し、足の重みで股関節の筋肉を伸ばすストレッチです。

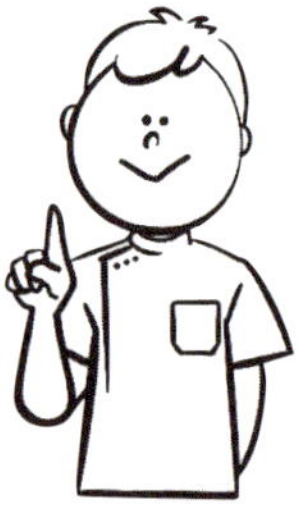

片足
60
秒

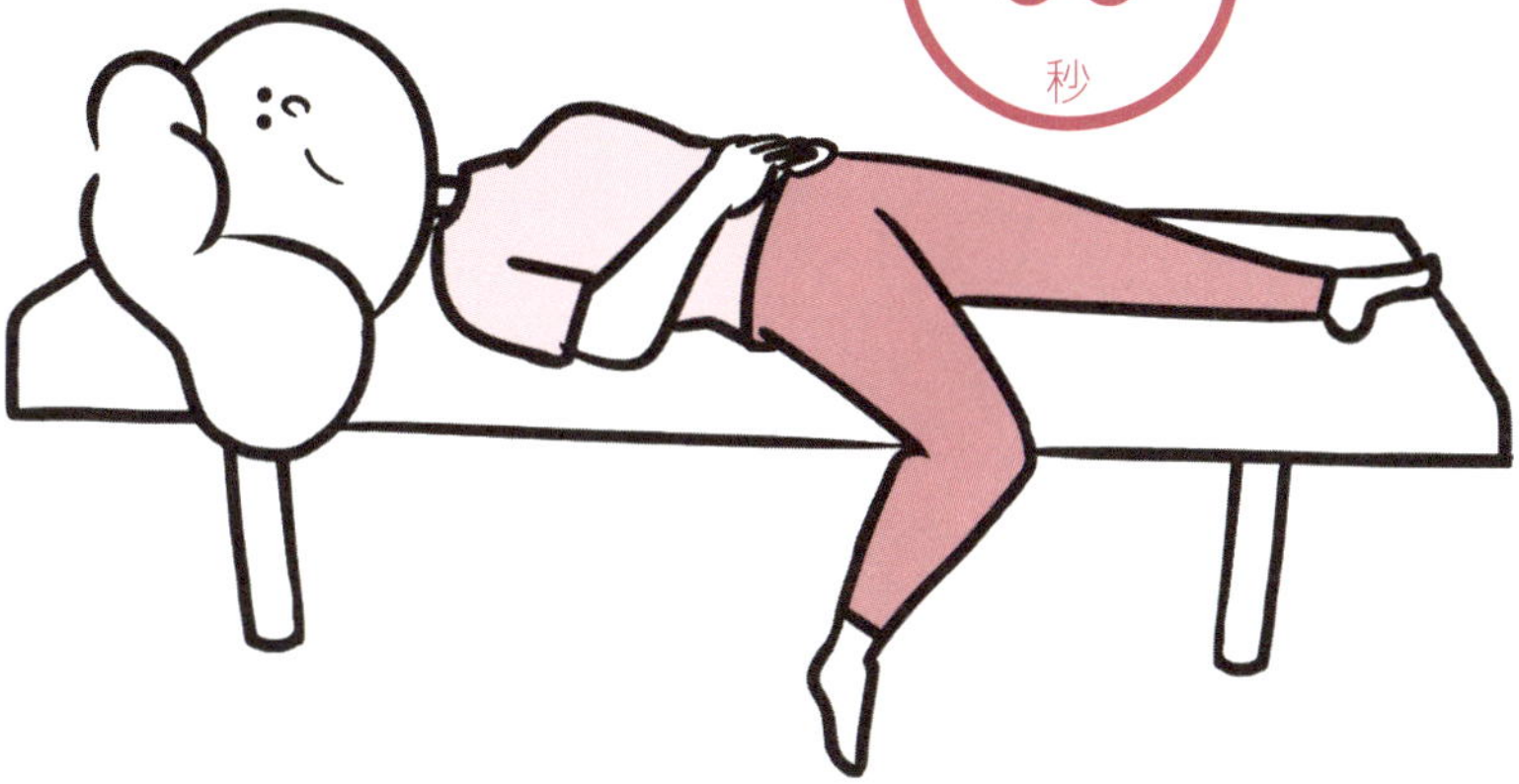

片足
20×2
秒

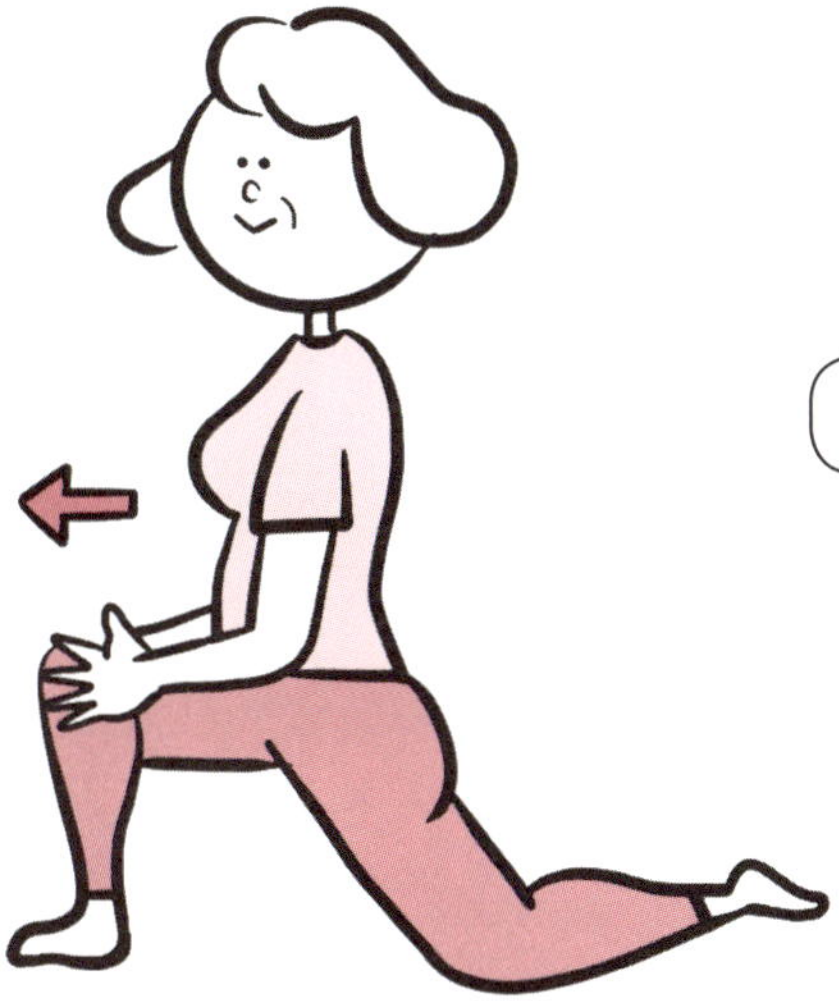

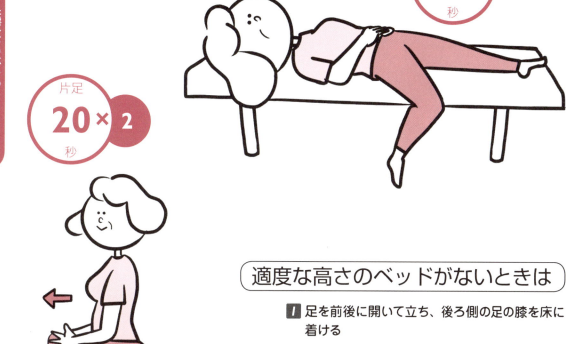

## 適度な高さのベッドがないときは

1 足を前後に開いて立ち、後ろ側の足の膝を床に着ける

2 へそを突き出すイメージで上半身を前に出し、後ろに伸ばした足の股関節を伸ばす

**point**

- 前側の足に体重をかけ、後ろの足はできるだけ脱力する。
- 上半身はまっすぐに保ち、腰を反りすぎない。
- 前側の足に力を入れて、体がぐらつかないようにする。バランスをとりにくい場合は、壁の横で手を着きながら行ったり、体の両脇に椅子などを置いて手を乗せて行うと安定する。

ベッド上で行うよりも少し不安定な姿勢になります。介助者をつけて行う場合は、本人の横に立って、バランスを崩したらすぐに支えられるようにしてください。

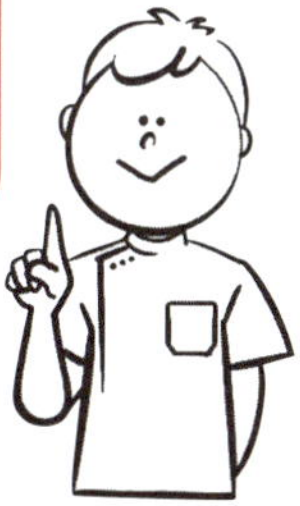

# 足首が柔らかいと股関節を伸ばせる

股関節を後ろに伸ばせない原因の一つに、足首が固くなってしまっていることがあります。また、普段から歩く量が少なく、とくに運動もしていない人は、ほとんどと言っていいほどふくらはぎの筋肉の柔軟性が低下しています。習慣的に小さな歩幅で歩いている人は、ふくらはぎから足首にかけてストレッチをして、歩幅を大きく出せるようにしましょう。

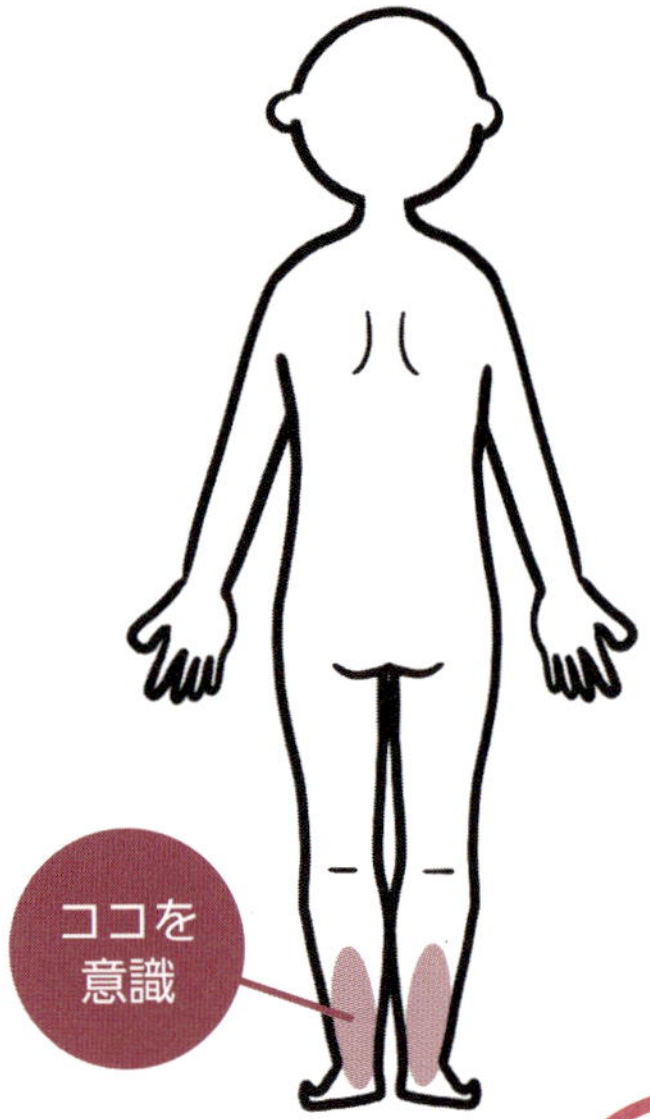


片足 20秒 × 2

## アキレス腱伸ばし

1. 壁や手すりの前に立って、片方の足を1歩後ろに引く
2. 壁に手を着いて(手すりをつかんで)支えながら、体を前に倒す
3. 後ろに引いた足の踵を床から浮かせないようにして、アキレス腱を伸ばす

**point**

後ろ側の足は膝を曲げないようにする。

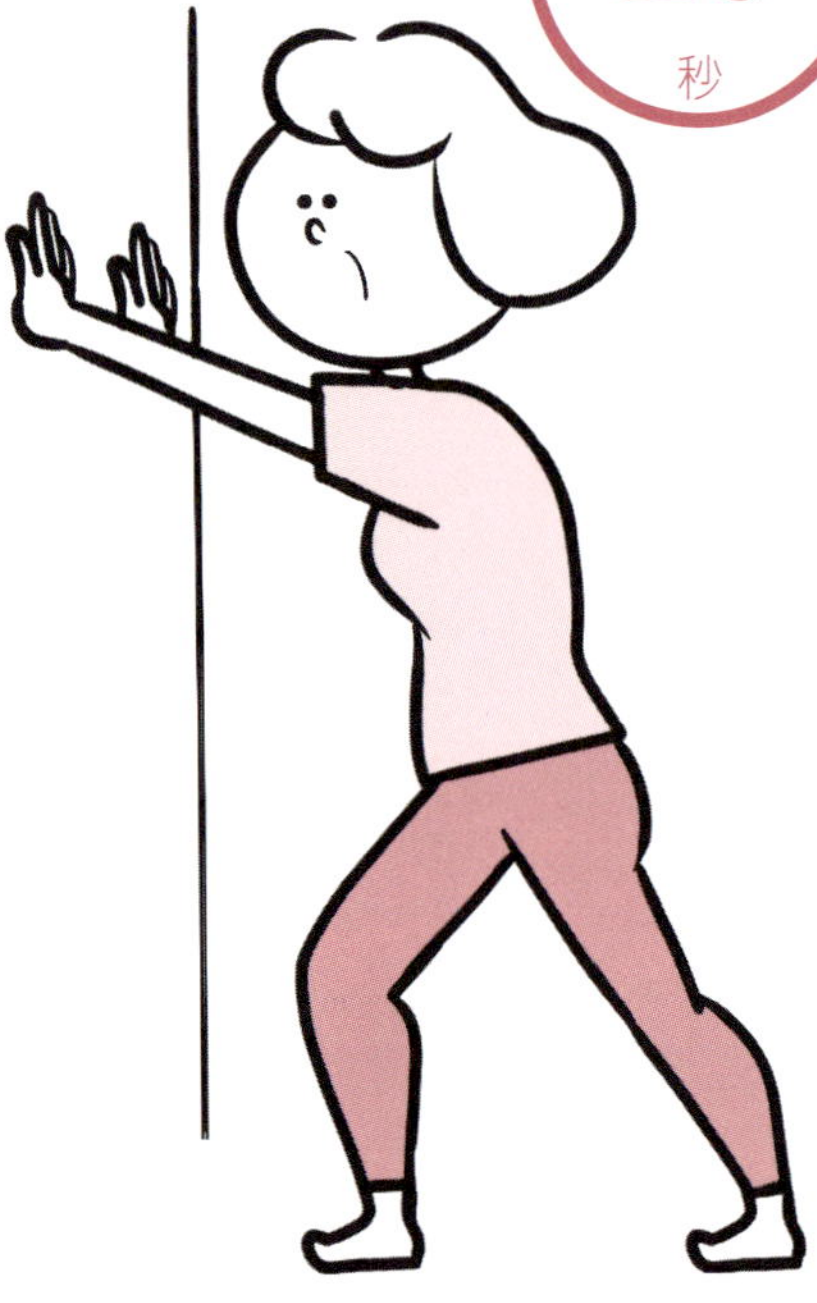

# バランス不良を改善して転びにくい体になる

筋力トレーニングと同時にバランス練習を行うと、より転びにくい体をつくることができます。リハビリの現場でもよく行われていて、簡単に実践できるものをいくつか紹介します。

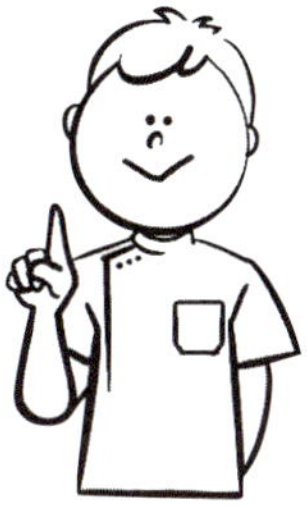

横・後ろ歩きをすることによって、普段の歩行では使われない筋肉が刺激され、バランス制御能力を鍛えることができます。慣れるまではすり足になってしまうかもしれませんが、徐々に足を上げて歩けるように練習しましょう。

## 1分間横歩き

**障害物などのない平坦な場所で、足を横に開く→閉じるを繰り返して、1分間横歩きをする**

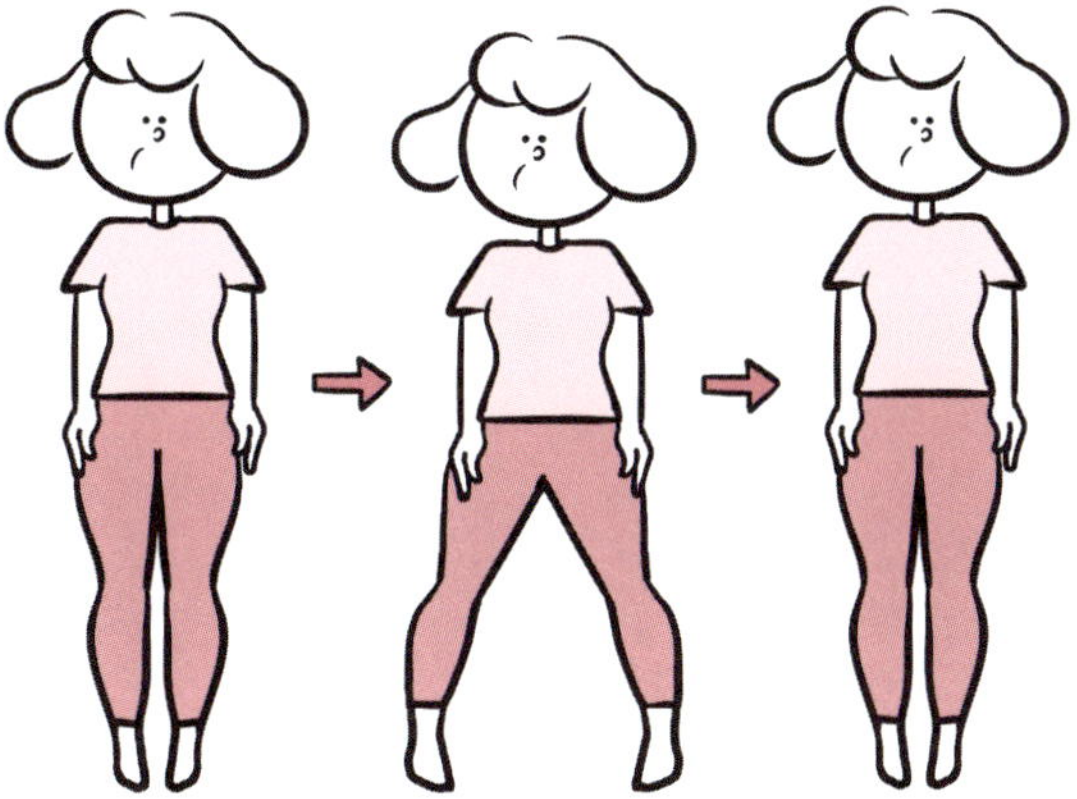

左右の足を交差する必要はありません。

## 1分間後ろ歩き

**障害物などのない平坦な場所で、左右1歩ずつ、1分間後ろ歩きをする**

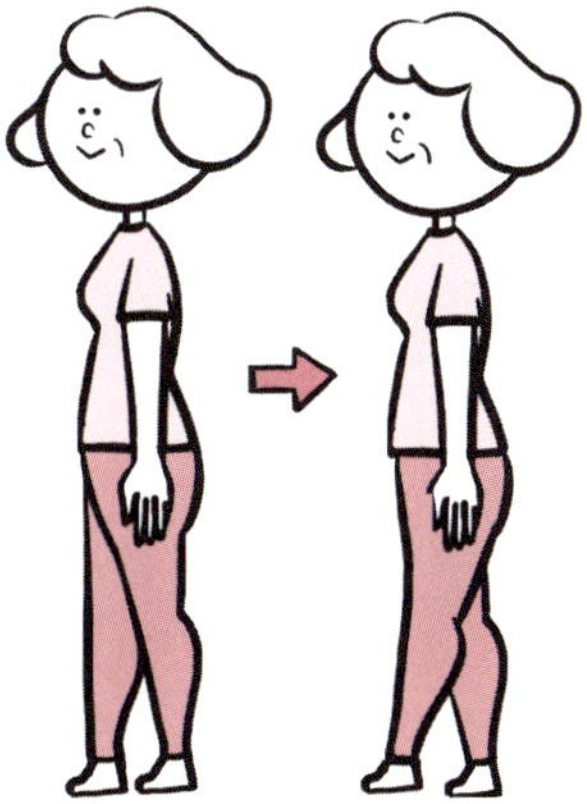

慣れるまでは、床（地面）に足をすりながら歩いてもかまいません。必ず後方に障害物や段差がないことを確認してから行ってください。

## 片足立ち

片足
15~60
秒

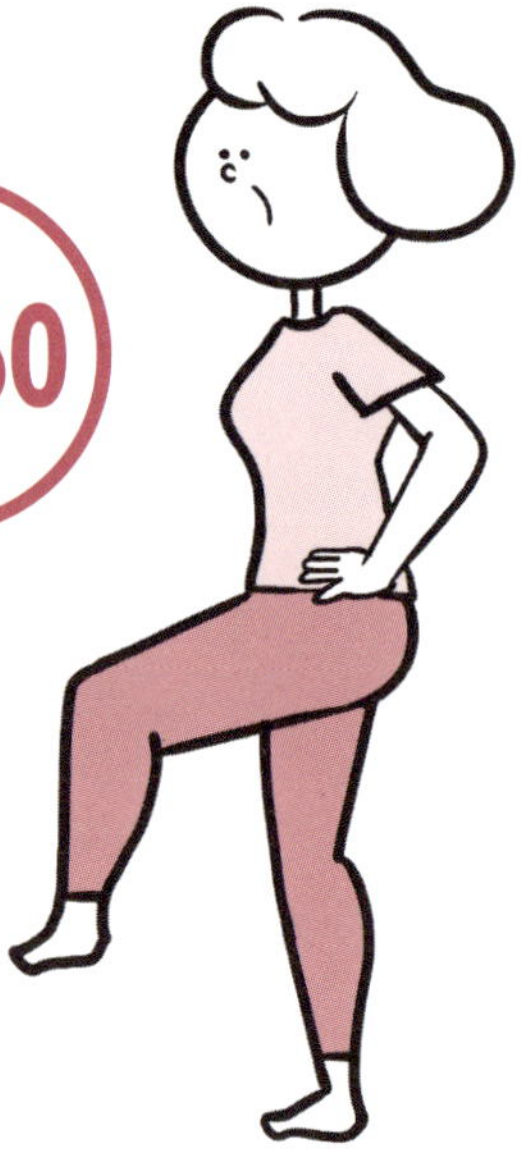

1 正面を見て、片足で立ち、15～60秒を目安に姿勢をキープする。手は腰にあてる

2 もう片方の足も、同様に片足立ちをしてキープ

**point**

- 必ず、壁や手すりなどの支持物がある環境で行う。
- 介助者がつく場合は、真横か真後ろに立つ。

## ダイアゴナル

1 四つ這いになり、左手を床と水平になるように前方に伸ばす

2 右足を伸ばし、床と水平になる高さで20秒間キープ

3 手足の左右を入れ替えて、同じように20秒間キープ

**point**

- 背中を反らせすぎないように注意する（腰を痛める可能性があるため）。
- 顔を上げて、前方を見ながらやると、より負荷をかけられる。

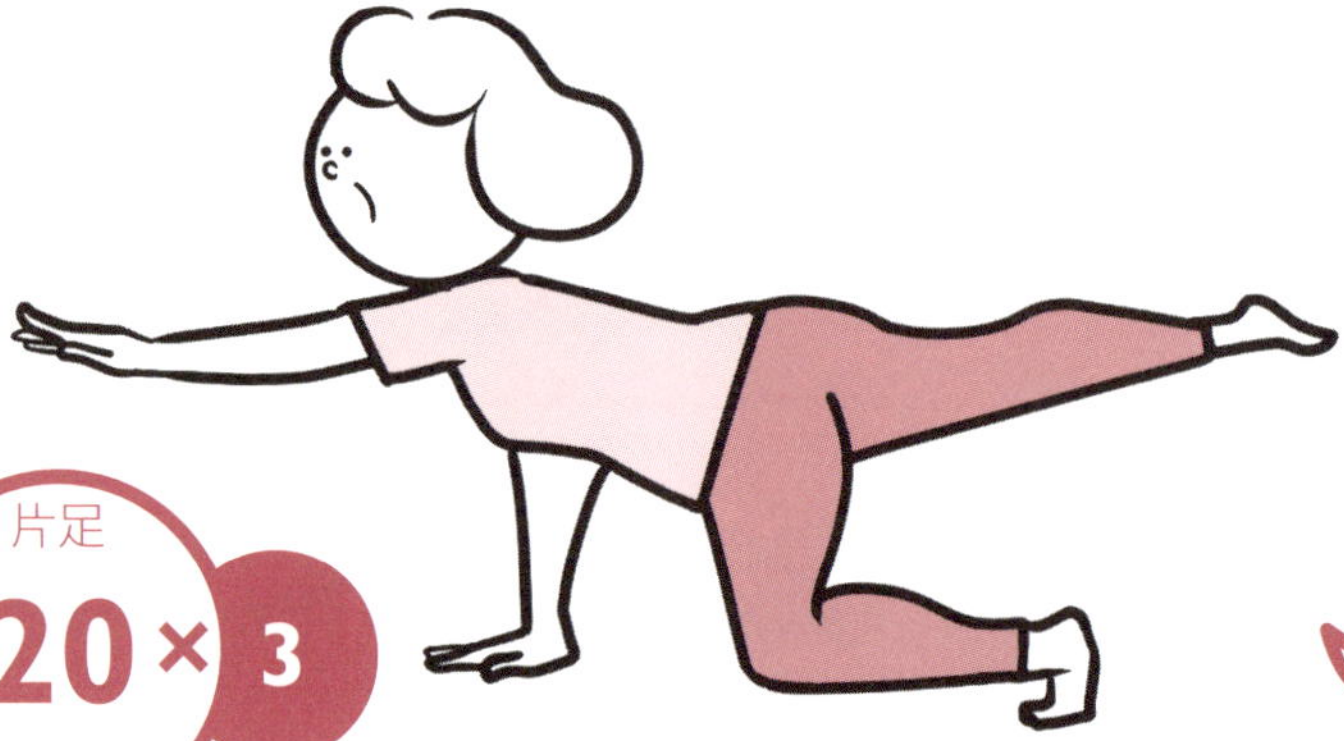

片足
20×3
秒

体幹の筋肉の衰えから歩行の安定性が低下している場合に行うトレーニングです。片方の腕で体重を支えられる人でないとできないポーズですが、全身の筋力をバランスよく使うので、あらゆる動作の安定性向上につながります。

バランス強化

# 股・膝関節を支える筋肉で体のぐらつきを減らす

3章の「歩き方をチェックしてみよう」で、歩行中に股関節や膝関節の位置がずれるために、不安定で転倒リスクが増す歩き方になってしまうことを説明しました。

股関節や膝関節は、その周りの筋肉にしっかり支えられていると、正しい位置に保たれ、その機能を発揮します。また、無理な動きをしなくてもよくなるので、歩行時の痛みの軽減にもつながります。

バランス機能を強化する方法として、股関節を支える中殿筋《ちゅうでんきん》と、膝関節を支える大腿四頭筋のトレーニングを紹介します。

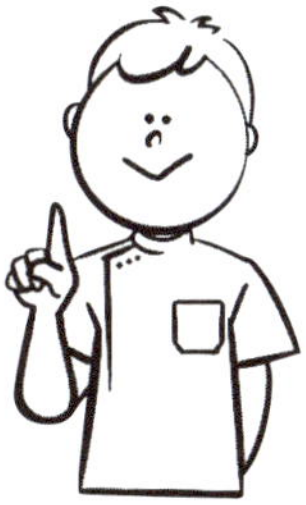

「横になって足上げ」は、実施の姿勢によっては効果的に中殿筋を鍛えられない場合もあるので、pointの内容を意識しながら行ってください。また、「スクワット」は太もも前面（大腿四頭筋）を鍛える最も手軽な方法です。これを習慣にするだけでも、足腰はかなり鍛えられます。

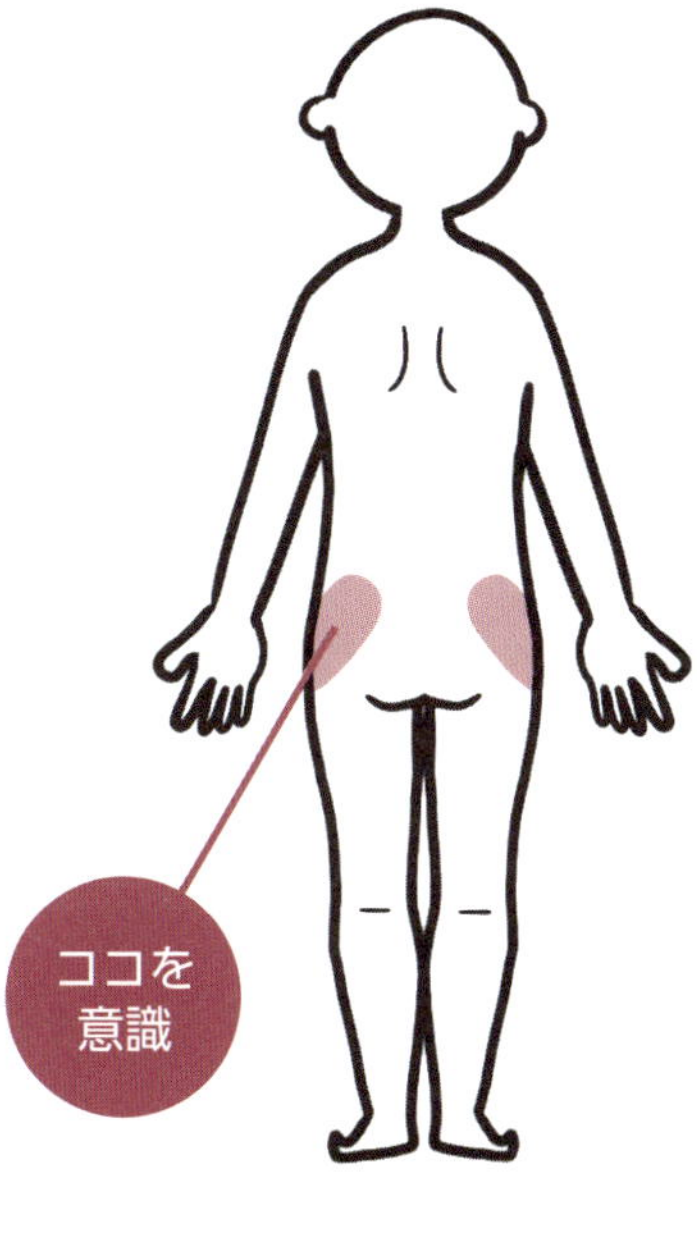


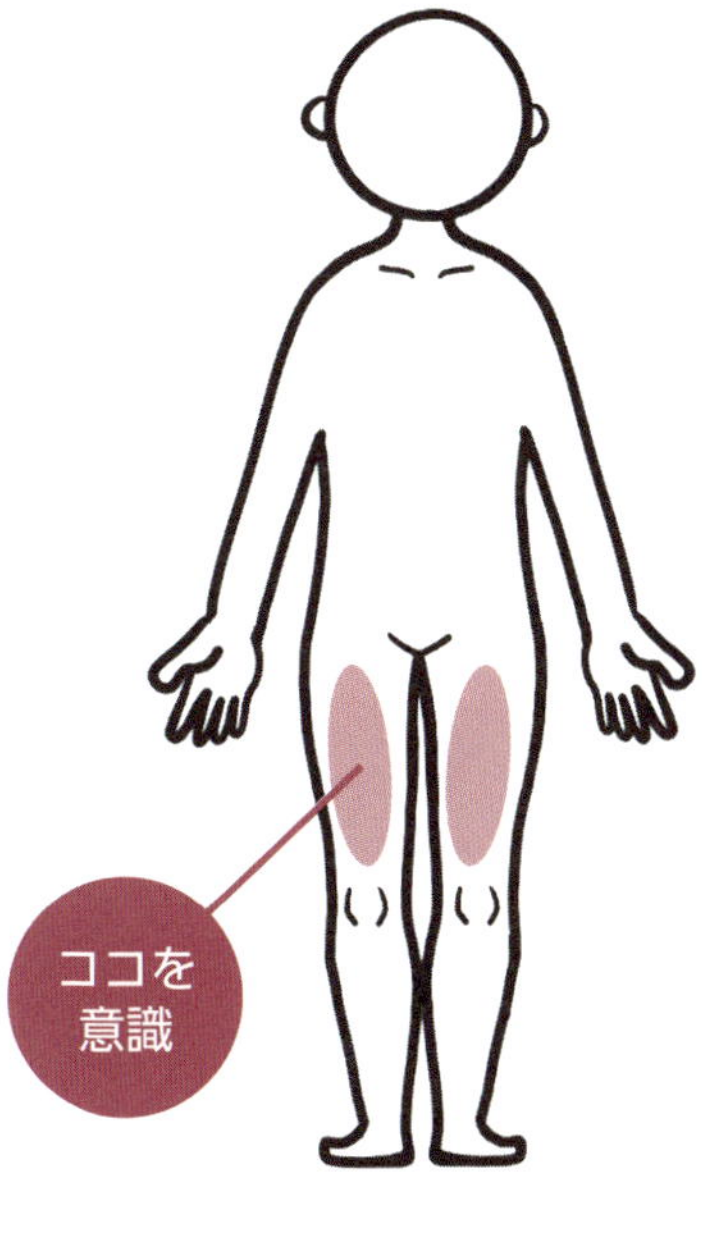

## 横になって足上げ

**1** 鍛えたいほうの足が上になるように横向きに寝る

**2** 上側の足のつま先を床に向け、踵をやや後方の天井に向けて足を上げる

**point**

- 体が「く」の字に曲がらない（股関節が曲がらない）ようにする。
- 上げるほうの足のつま先が上を向かないようにする。

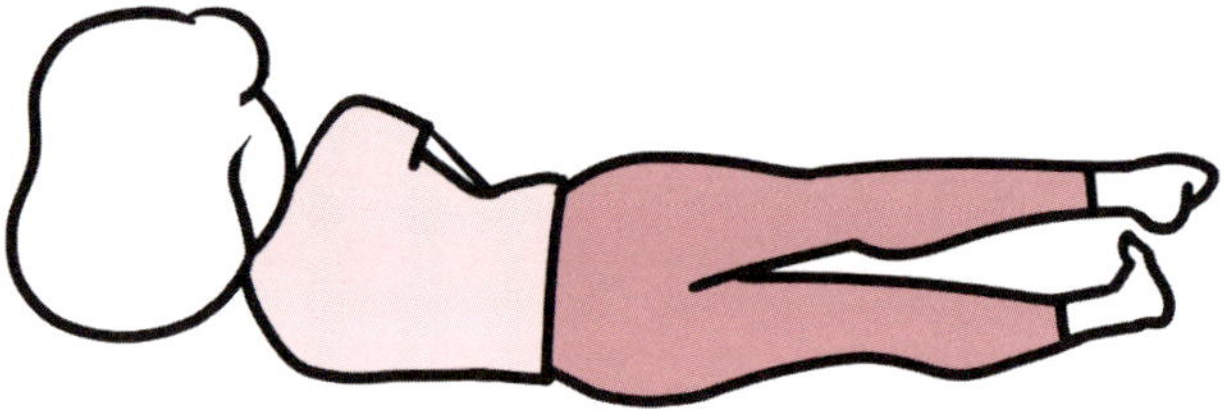

片足 20回 × 2

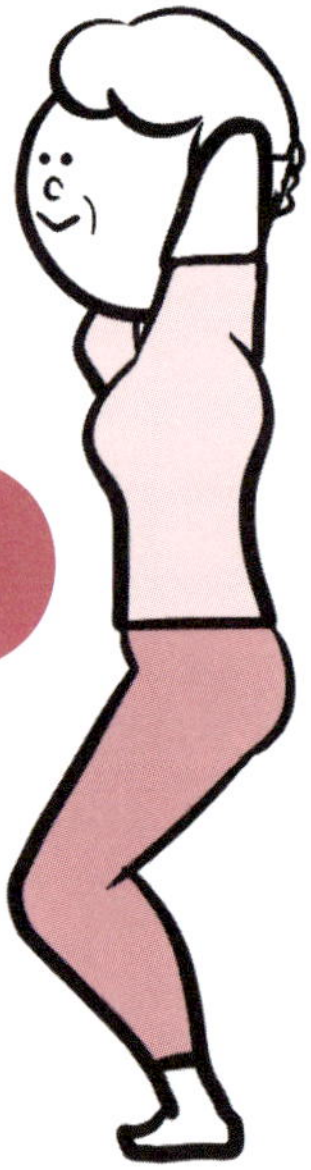

## スクワット

**1** 足を肩幅に広げて立ち、手を頭の後ろで組む

**2** 上半身をまっすぐに保ったまましゃがむ

片足 20回 × 2

**point**

深くかがむと膝関節に痛みがある場合は、浅くかがむ程度でもかまわない。

スクワットと同じ要領で行う「フォワードランジ」という方法もあります。鍛えたいほうの足を１歩前に出し、上半身をまっすぐに保ったまま、踏み出した足にゆっくりと体重を乗せます。自分で太ももの前側に触れて収縮を確認しながらやってみましょう。

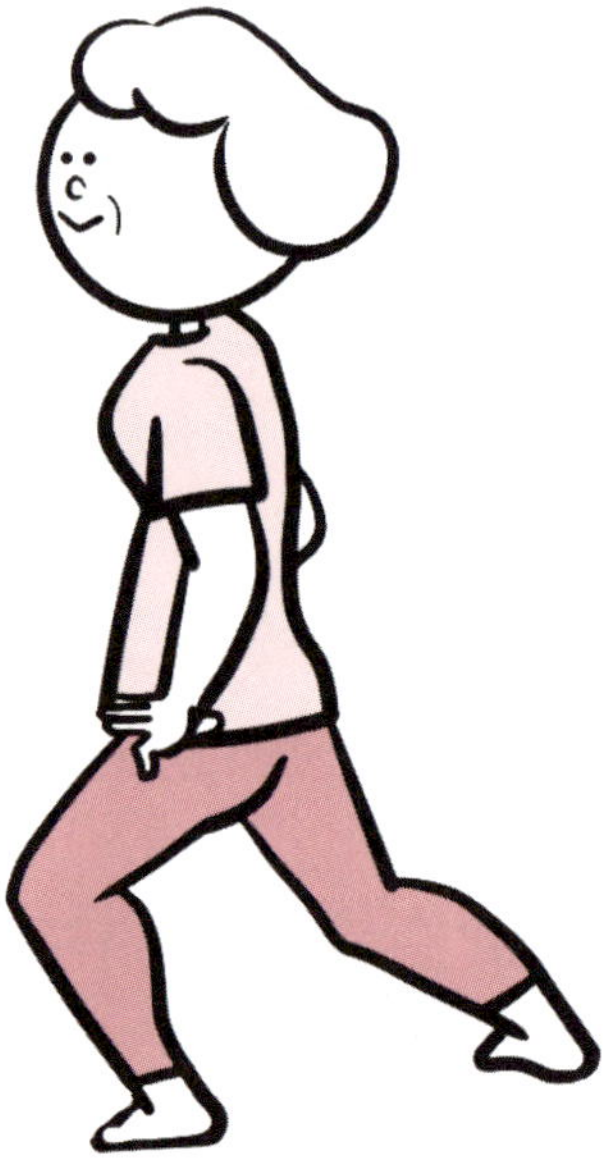

# 注意力と体の反応を高める

転倒予防は、歩く能力を鍛えるだけでは十分ではありません。周囲の環境に注意を払いながら、適切に姿勢を制御することも重要です。「歩くこと」以外に注意を向けながら歩く練習もしましょう。

少し難しく感じるかもしれませんが、普段の生活では「人と会話しながら歩く」「夕飯の献立を考えながら自転車に乗る」など、一つの動作だけに集中する場面は少ないはずです。

無意識下でも転ばずに歩くための練習として、二重課題トレーニングは有効です。



## ボール運び

1 紙コップとボール（テニスボール程度の大きさで、床に落下しても傷をつけないもの）を用意する

2 紙コップを逆さまにして、底部分にボールを乗せ、手で持つ

3 ボールが落ちないように注意しながら歩く

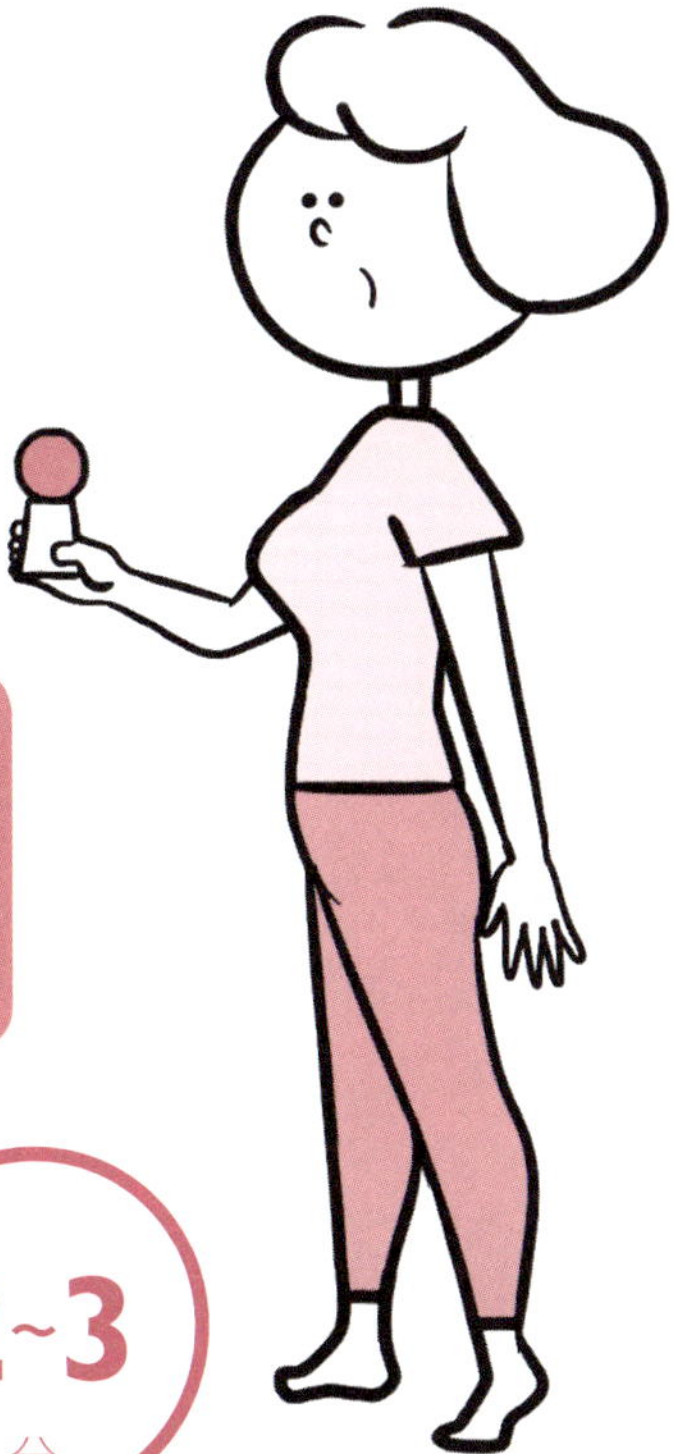

**point**

- 障害物のない平坦な場所で行う。
- ボール運びに慣れてきたら、さらに「100から7ずつ引き算していく」といった新たな課題を追加して歩いてみる。

「歩くこと」からあえて注意をそらし、その状況で安全に歩く練習です。より実践的な転倒予防のためのバランストレーニングになります。

2~3分

# 意識するのは踵・蹴り・視線

転倒リスクの少ない、安全な歩き方とは、2章で紹介したような人体にもともと備わっている歩行のメカニズムを効率よく機能させる歩き方です。しかし、筋力や関節などに大きな問題がなくても、長年の癖などで歩行姿勢が崩れてしまっている人がいます。

少し意識するだけで歩行姿勢が改善することもあるので、まずは以下を実践してみてください。

## 踵から地面に着ける

まずは踵から接地するように意識しましょう。歩行中はできるだけ足先を上げて、地面には最初に踵が着くようにします。本来、人が歩くときは、足を前に振り出した遠心力で足先が自然に上がるようになっています。踵よりも先に、足裏全体やつま先などが接地する（すり足になる）人は、このメカニズムが崩れている場合が多いので、意識的に足先を上げるようにしてみてください。

## 地面を後ろに蹴って進む

歩行中、後ろに伸びた足で地面を蹴ることで、股関節が伸びます。この状態を「股関節の伸展」といいますが、歩行の仕組みの中で「股関節の伸展」が出ると、歩幅が広くなり骨盤を前方へ円滑に運ぶことができ、効率のよい歩き方になります。

しかし、歩幅が小さいと、「股関節の伸展」が出ていないことがよくあります。そんなときは、**足の親指で地面を後ろに蹴るようなイメージ**で歩いてみるとよいでしょう。①踵が地面に着き、②次に足の裏全体で地面をしっかりととらえ、③踵が浮き上がると同時に足の親指で地面を後ろに蹴る、といった感じです。

最初は少し意識する必要があるかもしれませんが、習慣化すれば自然に正しい歩き方ができるようになります。

## 歩行中の視線は2～3m先

猫背ぎみだったり、転倒への恐怖心から足元に意識を集中しすぎると、視線を下向きにして歩いてしまいがちです。下を見ると首が曲がって頭も下向きになり、その影響で背中が曲がって上半身が前傾し、前に出そうとする足が上がりにくくなってしまいます。

いきなり真正面を見て歩くのは不安でしょうから、まずは**視線を10㎝だけでも上げてみましょう。**あるいは**2〜3m先を見ながら歩くイメージ**です。これだけでも、背中が丸まりにくくなり、足が上がりやすくなります。

## 無意識でも正しく歩けるのが理想

ここで紹介した3つのポイントは、安全に歩くための基本ですが、それらを過剰に意識していると、外からの刺激（人や車の飛び出しなど）への反応が鈍ってしまうという側面もあります。

人間には、とくに意識しなくても上手に歩ける機能がもともと備わっています。歩きながら考えごとをしたり、人と話したり、ショーウィンドウを見たりできるのはそのためで、無意識に歩行姿勢を制御する力があるのです。

したがって、**歩行姿勢を意識的に改善したら、それを習慣化させる**ことが大切です。最終的には、意識しなくてもうまく歩けるようになることが理想です。

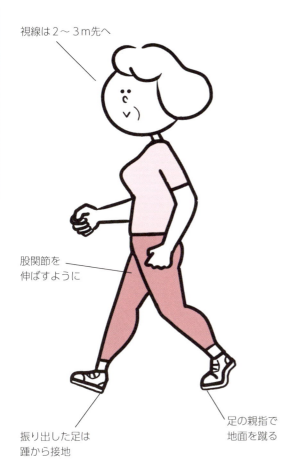

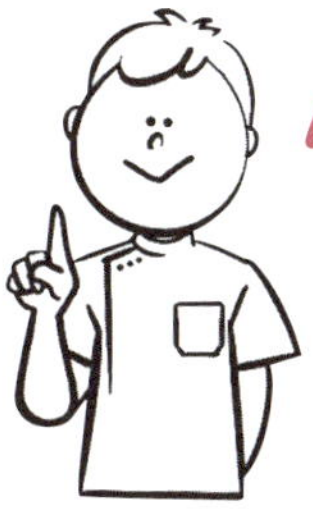

筋力や関節の可動性などに大きな問題がない人は、これらのポイントを意識して歩く練習をしてみましょう。筋力低下の問題などがあり、意識するだけでは歩行が改善しない場合は、この章で紹介したトレーニングを実施してください。

## 歩き続けるためのコツ③友達と一緒に歩く約束をする

健康維持のために、「よし、明日から毎日歩くようにしよう!」「毎日、筋力トレーニングをしよう!」と〝決意〟する人は多いです。しかし、そう決意した人がどれだけ継続できているかというと、なかなか難しいようです。

「今日は体調が悪い」「今日は用事があって時間がとれない」「明日多めに歩けばいいか」――もちろん、体調が悪いときに無理をする必要はありませんし、忙しくて運動のための時間がとれないこともあるでしょう。重要なのは、何かの理由でトレーニングやウォーキングを休んでも、また習慣として再開できるかどうかです。

筆者が担当している患者さんにも、なかなか継続できないという方は多いです。しかし、散歩の習慣を長年続けている方もいて、コツをうかがってみると「近所のお友達と一緒に歩くようにしている」との事でした。まず、おしゃべりしながら楽しく歩けること、そして、自分一人では「今日は、まぁいいか……」となりそうなときでも、誰かと「約束」していることによって、歩く意欲がわいてくるからだそうです。

実際に、誰かと散歩をする習慣を持っていると、頻繁に顔を合わせて話をするようになるので、情報交換ができたり、お互いの体調の変化に気づけたり、ちょっとした心配事を相談できたりなど、メリットは多いでしょう。家の中にこもりがちにならず、社会とのつながりを維持できるという意味でも有益です。

週に1~2回でかまいません。「毎週○曜日は、△△さんと□□□まで歩く」といった約束があれば、ほかの曜日はサボってしまったとしても、週1回のウォーキングは継続できます。もし、友人同士で「最近、足腰が弱ってきて……」などという話になったら、散歩やウォーキングに誘ってみてはいかがでしょうか。

また、リハビリや筋力トレーニングでも、「孫の運動会へ行くために頑張ろう」「秋の紅葉狩りでみんなと歩けるように、足腰を鍛えておこう」など、モチベーションを保てる楽しみや目標を設定している人は、継続できている傾向があります。

ウォーキングもトレーニングも、続けることがカギです。楽しく続けられる工夫、意欲が保てる仕掛けをぜひ探してみてください。

# 5章 杖を使って安全・快適に歩こう

ここ数年、街中で杖を使って歩くお年寄りを見かけることが増えました。杖を使うことで歩きやすくなり､歩く時間や距離が長くなるのはよいことです。しかし、中には杖の持ち方を間違えていたり、杖で支えているはずなのにグラグラと不安定な歩き方をしている人もいます。この章では、杖歩行の基本を紹介します。

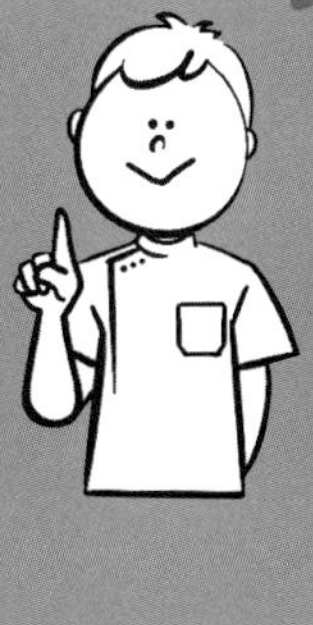

杖の役割

# なぜ、杖を使うと歩きやすくなるの？

## 重心を支える面を広くする

杖は歩行に不安がある人が使うものですが、そもそも、なぜ杖を使うと転びにくく、歩きやすくなるのでしょうか？

人間が立って歩くとき、その体を支えているのは足です。そして、地面に接する左右の足の裏と、その間にはさまれた領域を「支持基底面」といいます。この**支持基底面の中に重心があると、体を安定して保持**できますが、前かがみになったりして重心が面の外に出ると、バランスを崩して倒れてしまいます。私たちの体は、支持基底面と重心をうまく操作して、転ばないようにバランスを保っているのです。

杖をつくということは、2本の足のほかに体を支えるポイントがもう一つ追加されるということです。左図のように両足と杖に囲まれた範囲が支持基底面となるので、杖をついていない状態よりも、その範囲は広くなります。だから、重心を制御できずに体が大きく動いたとしても、転倒しにくくなるというわけです。

杖をついたぶん、支持基底面が広がる。この範囲内であれば、重心が動いても転ばずに歩ける。

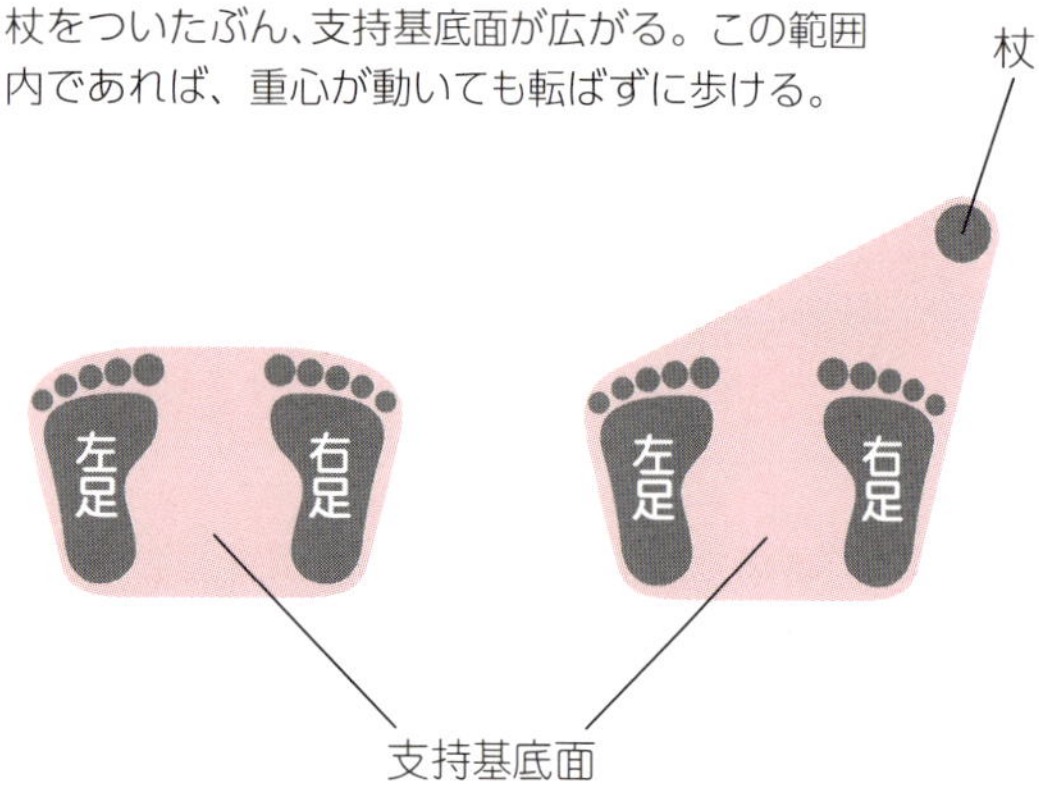


左右の足をぴったりとそろえて立つよりも、足を肩幅くらいに開いて立ったほうが安定しますよね？　これも足を開くことで支持基底面が広がるからです。

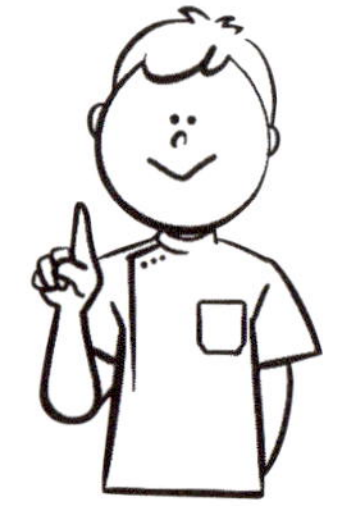

# 杖を使う一番の目的は「歩き続ける」こと

## 歩く機会を増やして筋力維持

杖には、支持基底面を広げて安定性を増す以外にも役割があります。**長く歩いても疲れにくくなる**、という点です。

人体が立った姿勢でいるとき、両足には数十kgもの負荷（体重）がかかっています。しかし、杖を使うと、その負荷が杖のほうにも分散されるので、長距離を歩いても体が疲れにくくなるのです。

「健康のためには歩くことが大切」とよくいわれますが、効果を得るためには、ある程度の距離を歩く必要があります。少し歩いただけで疲れてしまうという人も、杖を使うことでより長い距離（長い時間）歩き続けられれば、筋力や心肺機能などの体力を維持しやすくなります。

## 不安が減り外出を楽しめる

リハビリの現場で高齢の方と接していると、**安全に歩ける身体能力を十分持ちながら、まったく出歩こうとしない人が多い**ことに気づきます。歩行能力や転倒の危険性について考えるとき、まずその人の身体的側面に注目しがちですが、決してそれだけが原因ではないようです。

たとえば、過去に転倒してケガをした経験がある人は、また転ぶことへの不安から、外出に消極的になるケースが少なくありません。慎重に歩こうとするあまり、体に力が入りすぎて、すぐに疲れてしまうということもあるでしょう。そして、歩行をはじめとする日常生活での活動量が減り、身体機能も低下して、さらに転びやすくなってしまう……という悪循環に陥るのです。

もし、**杖を使って楽に、安全に歩くことができれば、転倒への不安が軽減され、活動量の低下も防げる**でしょう。生活の自由度も上がります。

「年寄り臭い」「格好悪い」と杖を持つことに抵抗を示す人もいますが、杖の使用が悪循環を抜け出すきっかけの一つになることも知っていただければと思います。

# 杖を使ったほうが歩きやすくなるケースとは？

自分は杖を使ったほうがよいのか、使わなくても問題ないのか判断できない、という人も多いのではないでしょうか。こんな人は杖を使ったほうが楽に歩行できると思われる例を、筆者の臨床経験から挙げてみます（ただし、すべての症例に該当するわけではありません）。

## ①帰り道に疲れてしまう

まず、3章で紹介した歩行能力のチェックテスト（P40～43）が、ある程度の目安になるでしょう。何も使わずに歩行すると基準のタイム（10m歩行で10秒、TUGテストで13・5秒）を超えてしまうが、杖を使えばタイム内に歩けるという場合は、杖の使用が有効です。杖のレンタルや購入前のお試しサービスなどもあるので、「杖あり」と「杖なし」で歩き比べてみてはいかがでしょうか。

また、徒歩で外出したときに、行きは問題ないが、帰り道の途中で疲れてしまい休憩が必要になる、といった場合は折り畳み式の杖を携帯すると有効かもしれません。

## ②パーキンソン病

パーキンソン病は、日本における有病率が人口1千人あたりに約1人といわれ、比較的身近な病気です。特徴的な症状としては、手足の震え（震戦）、手足のこわばり（固縮）、動作緩慢（無動）、転びやすくなること（姿勢反射障害）などがあります。

歩行に関する症状では、歩き始めの足が出にくく（すくみ足）、また、歩行中に本人の意に反して突進してしまう（突進様歩行）といった特徴があります。とくに突進様歩行は、ゆっくり歩こうとしていても、足が勝手に前に進みすぎて、つんのめって転びそうになります。こうした歩き方になる場合、**杖を使うとブレーキをかけやすくなる**ので、突進が抑えられて歩行しやすくなります。

## ③変形性膝関節症による膝痛

膝関節は、最も体重の影響を受けやすい関節の一つです。歩く際にも大きな負荷がかかるので、**杖を使うと膝関節を保護する効果が期待できます**。両足（両膝）のほかに、杖にも体重が分散されるため、杖なしで歩くよりも痛みが出にくくなります。「痛みが出ない」というのは非常に重要で、痛みを嫌がって歩かなくなり、より状態が悪化するのを防ぐことができます。

リハビリの現場でも、比較的痛みが軽い変形性膝関節症の初期〜中期の人には、膝関節保護のために杖の使用をすすめることが多いです。

## ④脳卒中後遺症で足を振り出しにくい

脳卒中片麻痺により運動麻痺があって、歩行時に足が振り出しにくい場合、代償動作を使って歩くことが多いです。代償動作とは、本来の歩行のメカニズムによって足を前に出すのではなく、体を傾けたり、反動を利用したりして足を出すような動作です。

本来使われるべき部位が弱って動かない場合に、ほかの部位が代わりに動いて目的を果たすわけですが、運動麻痺の程度によっては、歩行するために代償動作を効果的に利用することが必要になるケースもあります。その際、**杖を使用していると、体を傾けて足を振り出したり、歩行がしやすくなります**。

運動麻痺のために歩き方が不自然になってしまったとき、きれいな歩き方（効率のよい歩き方）を練習する場合もあります。とはいえ、他人から見てきれいな歩き方でも、本人にとって辛い歩き方ではよくありません。**最も大切なのは、「まず、歩けること」**です。その次に重要なのが**「本人が楽に動けること」**でしょう。したがって、代償動作を使ってでも楽に安全に歩けるのであれば、その動作を助けるために杖を使うことも、とても意義のあることです。

また、ふくらはぎの筋肉は、強靭さを持つ反面、放っておくとすぐに固くこわばってしまう性質もあります。P66のストレッチで、普段からふくらはぎの筋肉を柔らかい状態に保つように心がけてください。

## ⑤脊椎圧迫骨折などによる円背

いわゆる猫背はストレッチやトレーニングで改善されることもあります。しかし背骨の器質的な変形（骨折後など）による円背（背中の丸まり）は、外科的手術以外では改善が見込めません。そうした原因で背中が曲がった状態での歩行になってしまう人は、**杖を使って体が曲がるのを支えると、歩行の安定性が向上**します。また、歩行が楽になるので、歩行距離をのばすことにもつながります。

# 種類豊富なT字杖、どれを選べばいい？

## シンプルで種類が豊富

一口に「杖」といっても、その種類は多種多様です。代表的なタイプの特徴と選び方を紹介したいと思います。

まず、「杖」と聞いて多くの人がイメージするのが**T字杖**ではないでしょうか。シャフト（支柱）とグリップ（握り手部分）がT字の形状をしているものです。最もスタンダードな形で、基本的にどんな人でも使いこなせる杖ですが、**脳卒中片麻痺**のある人、**転倒の不安**がある人、**体力の衰え**を感じる人などが主に利用しています。

シンプルな形ながら様々な機能を備えたものが多く、シャフトの長さを調整できるタイプ、折り畳めるタイプ、グリップにLEDライトが付いたタイプ（夜道で便利）、凝った装飾の高級杖などがあります。

## 折り畳みタイプは使用頻度が少ない人向け

T字杖は介護保険を利用してレンタルできる商品に含まれないので、基本的に自費購入となります。とくに初めて杖を利用する場合は、店舗のスタッフに相談しながら、自分に合った杖を選ぶようにしてください。確認したいポイントは、「**携帯性**」「**長さ調節機能**」「**強度（耐久性）**」「**見た目**」です。

通常はそれほど歩行に不安がなく、長い距離を歩くときや疲れたときにだけ杖を使いたいという人は、折り畳みタイプが便利でしょう。ただし、外出時にほぼ毎回杖を使う（使用時間に関係なく）という場合は、折り畳み機能のない通常のタイプがおすすめです。というのも、**折り畳みタイプは、継ぎ手部分に部品が使用されるぶん、折り畳まないタイプよりも重くなりがち**だからです。

また、耐久性の面で比較しても、折り畳まないタイプのほうが勝るでしょう（もちろん、折り畳みタイプも十分な耐久性を備えていますが）。畳んだり伸ばしたりする手間もあるので、**使用頻度によって、折り畳みタイプにするかどうかを検討**するとよいでしょう。

## 長さ調節できるもの

「長さ調節が可能かどうか」はT字杖を選ぶ際に、必ずチェックしておきたいポイントです。**支柱の長さ調節が簡単にできるタイプを選ぶ**ことをおすすめします。

たとえば、杖を使用している人が背骨の圧迫骨折をして、以前よりも背中が丸くなってしまったとします。この場合、適切な杖の長さも変わるので、調節ができないタイプだと買い替えが必要です。骨折をしなくても、加齢による姿勢の変化もあります。

また、履いている靴の踵の高さなど、ちょっとしたことでも歩行姿勢は変わります。普段はウォーキングシューズだが、外出時や礼装のときはヒールのある靴を履くという人は、**靴に合わせて杖の長さも微調整できたほうが便利**です。

ちなみに、長さの調整機能がない杖でも、専用の道具で支柱を切断すれば調整できます。ただし、当然ですが、一度短くした杖を元の長さに戻すことはできません。

## 体重を支えられる強度

強度（耐久性）に関しては、支柱が**アルミ合金製やカーボンファイバー製のもの**を選んでおくと安心です。安価な杖の中には、プラスチック製の支柱で、男性が両端を持ってぐっと曲げると簡単にたわんでしまうものもあります。杖はあくまでも歩行を補助する道具で、一歩進むたびに全体重をかけるようなものではありませんが、転倒しそうになったときには全体重がかかります。しっかりとした強度のものを選びましょう。

## 先ゴムは摩耗したら交換

杖を使用していて**真っ先にすり**

T字杖

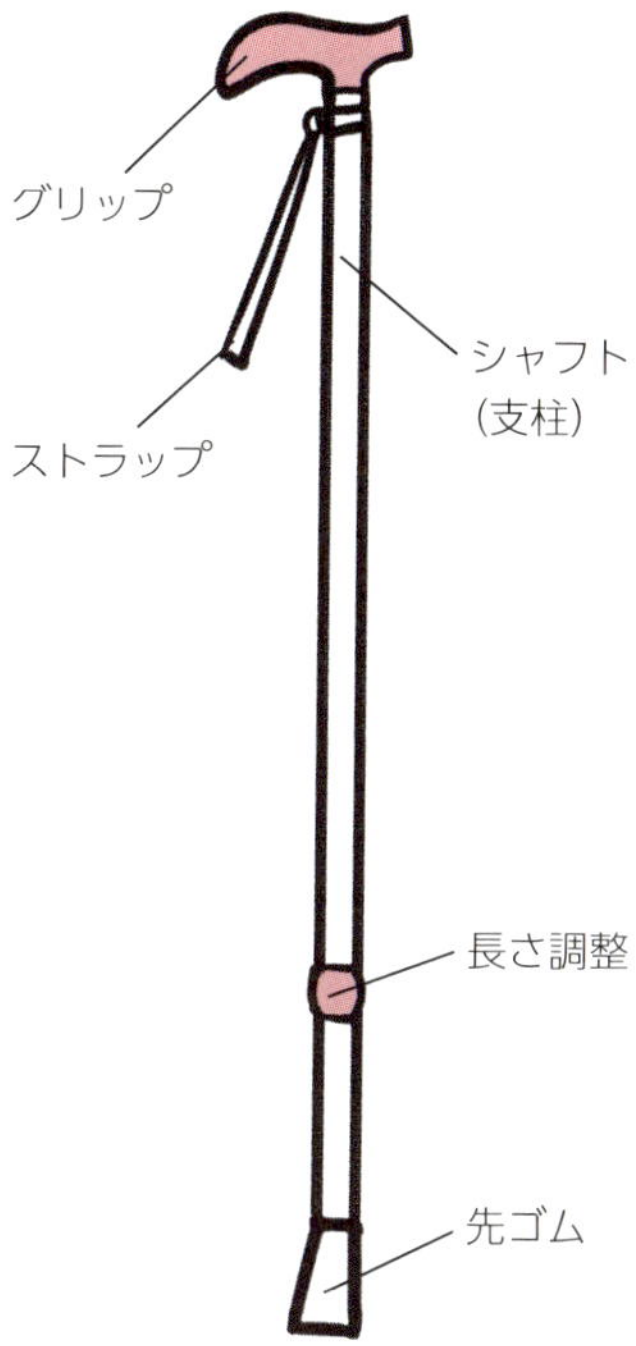


折り畳み式

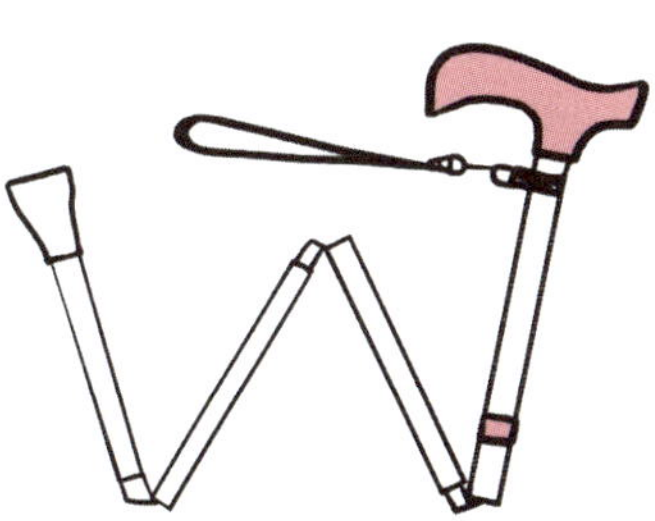

**減ってくるのは先ゴムの部分**です。地面をしっかりととらえて体を支える先ゴムは大切なパーツ。破損していないか、滑り止めの溝がすり減っていないかなど、まめにチェックしましょう。杖の太さによって先ゴムのサイズが変わるので、交換の際には注意してください。

また、先ゴムにも様々な種類があります。たとえば、サイドに切り込みが入っていて、杖先を地面に対して斜めについても、先ゴム部分が適度に曲がって底面がしっかりと接地するフレキシブルタイプなどがあります。

## おしゃれを楽しむのも大事

杖選びでは安全性や機能性が第一ですが、見た目のよさも重要なポイントです。杖があれば楽に歩けるけど、「年寄り臭いから使いたくない」「ファッションに合わないから持ちたくない」という人も多くいらっしゃいます。

T字杖は、ほかの杖と比べても格段にデザインの幅が広くなっています。色・柄のバリエーションが豊富で、気に入るものを見つけやすいでしょう。杖の機能やデザインをオーダーできる専門店もあります。

日常の歩行動作を助けることだけが杖の役目ではありません。歩く機会を増やして身体機能を維持したり、外の世界と交流して刺激を受けたりすることも、杖を使う目的の一つです。**出かけるのが楽しくなるような1本**を探してほしいと思います。

## 実物を見て買う、ネットで買う

社会の高齢化にともなって、T字杖を取り扱うお店も増えてきました。杖の専門店をはじめ、ショッピングモールや百貨店、ホームセンターでも杖売り場を見かけます。ちなみに、百円均一ショップでもT字杖が売られているようです。また、品数の多さでいうと、インターネット通販もなかなかです。

初めて杖を使う場合は、やはり実物を見て、触って、スタッフに相談できる実店舗のお店がよいでしょう。自分に合う長さに調節してもらったり、杖の持ち方、つき方なども教えてもらえます。

店頭に好みの色・柄がないという場合は、杖選びの基本を押さえた上でインターネット通販を利用してもよいでしょう。実店舗でもネット通販でも、なるべく購入前に重さや強度、使い心地を、実物に触れて確認してください。

杖の先ゴム

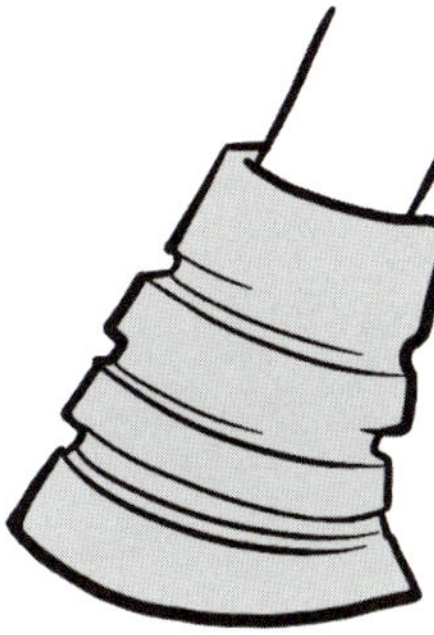
フレキシブルタイプ

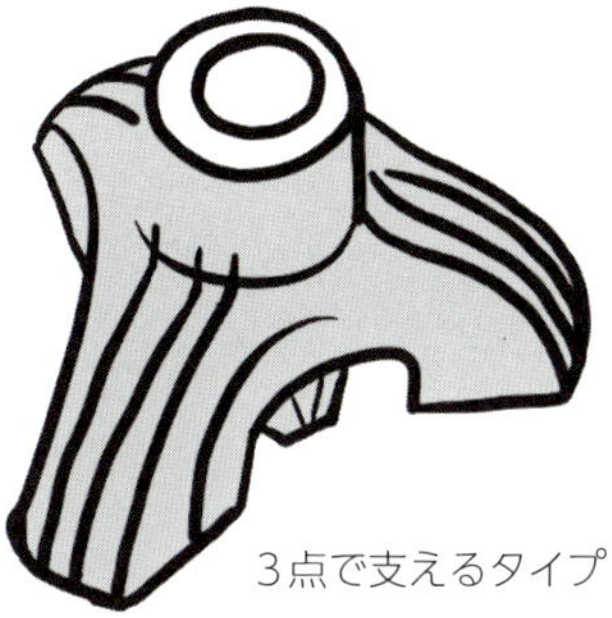
3点で支えるタイプ

## T字杖の便利グッズ

T字杖は、外出時の扱いを面倒に感じる人も多いです。たとえば、電車やバスで席に座ったとき、レジで会計をするとき、駅の券売機や金融機関でATMを操作するときなど、杖から手を放す場面があります。

基本的にT字杖は自立する構造ではないので、どこかに立てかけたり、手首に引っかけたりすることになりますが、その際、「パタン」と実によく倒れるのです。これは杖の使用が億劫になる原因の一つでもあり、さらには倒れた杖を拾おうとしてよろけてしまうなど、本末転倒なことも起こり得ます。

そうした事態を防ぐために、最近はストラップが付いた状態で販売されるT字杖も増えました（ストラップなしの杖でも簡単に取り付けられます）。

また、テーブルや椅子の背もたれなどに杖をかけておける杖用フック（杖ホルダー）もおすすめです。T字杖の支柱部分に取り付けるものですが、標準装備されてもよいのではないかと思うくらい便利です。筆者がリハビリで担当する患者さんにも利用者が多いです。

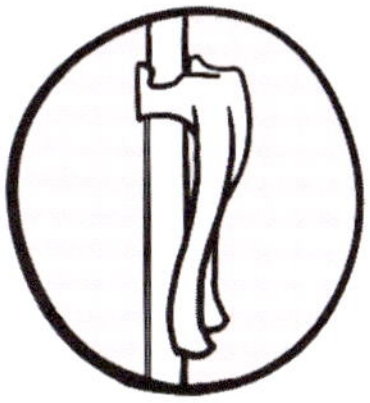

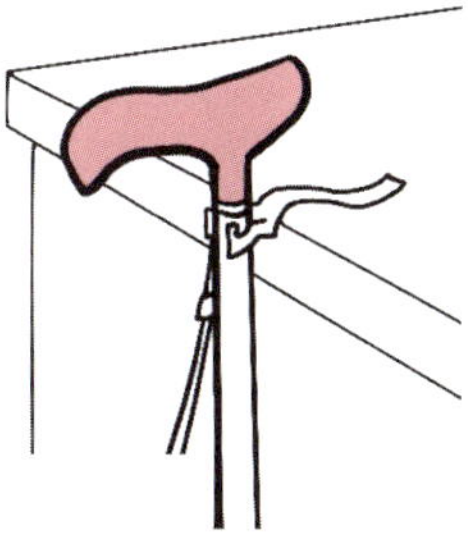
杖から手を放すときに、テーブルなどにフックでかけておける。

# 四点杖（多点杖）は室内使いが基本

## 介護保険でのレンタルが可能

T字杖に次いで、使用が多く見られるのが**四点杖（多点杖）**です。四点杖は杖先が4つに分かれていて、4点で支える構造です。1点のみで接地するT字杖よりも支持基底面が広くなり、面で支えるようなイメージです。安定感も増します。また、多点杖（4点や3点など）は自立するので、ちょっと手を放した際に杖が倒れないところも利点です。

T字杖の先は、地面に対してやや斜めに接地させますが、四点杖は地面に対して垂直に押すようにして使います。片麻痺などで体を浮かせないと足を振り出せない人など、T字杖を使う人よりもやや重度の障害がある方が利用されています。

安定感がある反面、T字杖に比べて重くなります。また、室内などの平らな場所でこそ安定性を発揮しますが、不整地や階段、縁石など段差がある場所では、4点でしっかり支えることができず、かえって不安定になる可能性があります。**基本的には屋内専用の杖**といえるでしょう。

## 四点杖（多点杖）の選び方

屋外でも利用したい場合は、コンパクトな四点杖、または三点タイプなど、支持面が小さく作られた多点杖を選ぶと、不整地でもある程度安心して使用できるでしょう。

柄や色のバリエーションは、T字杖に比べるとかなり少なくなります。また、四点杖は**介護保険による福祉用具貸与サービス（レンタル）が可能**なので、使ってみて合わなければ交換することもできます。介護保険を利用している場合は、担当のケアマネジャーに相談してみてください。

四点杖

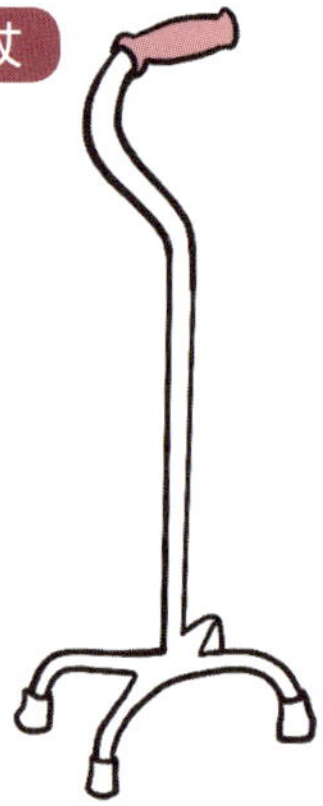

# 腕と手のひらで支える ロフストランドクラッチ

## 専門家に相談した上で使用

**ロフストランドクラッチ**は、腕から装着して使う杖です。付属するカフ部分（輪やU字になっている部分）に腕を通し、手でグリップをつかみ、腕と手のひらの2点で体を支えます。

主に、重度の運動麻痺がある人が長距離歩行をする場合、リウマチによる手指の変形などでT字杖をしっかり握れない場合（手関節や指関節への負荷の問題もあるので、使用には熟慮が必要）などに使用されます。小児麻痺があり、成人された方など、強い運動麻痺があっても独自の歩行法を確立して、長距離歩行をしているケースはたくさんあります。そうした場合、T字杖だとすぐに手が疲れてしまうので、腕と手のひらに荷重を分散できるロフストランドクラッチを使っていることもあります。

ロフストランドクラッチは、本人の状態に合わせて高さなどを調整し、**適切に使わないと逆に歩行しづらくなる**場合もあります。使用する際は、専門家に相談し、正しい使い方を指導してもらってください。杖の種類は多くないので、スタンダードなタイプを利用されるのがよいでしょう。**介護保険でのレンタルが可能**です。

ロフストランドクラッチ

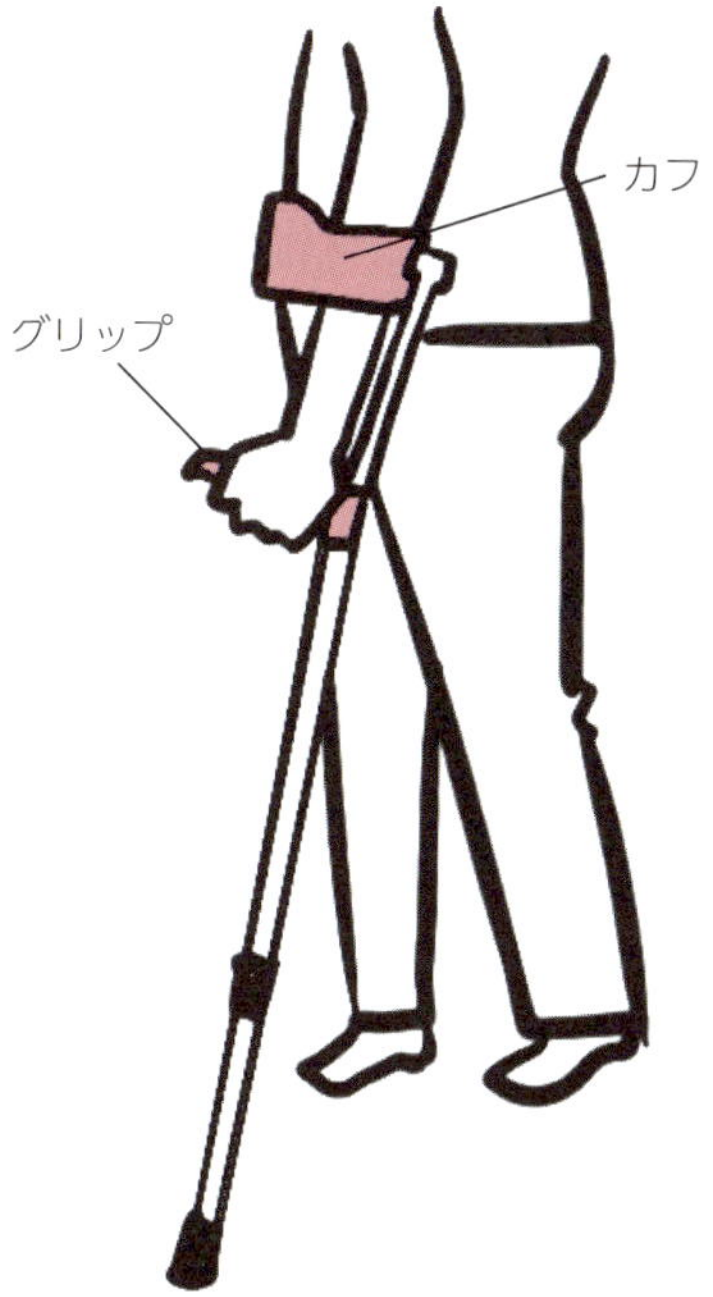

# その他の杖や歩行補助具

## 使い方にコツがいる松葉杖

**松葉杖**は、足首の捻挫や足の骨折などで、足に体重をかけられない状態の人が使用する杖です。骨折などで入院した後、骨がくっつくまでの期間に使用するものなので、日常的に使うために借りたり、購入したりすることはほぼないでしょう。

ただし、高齢者が転倒して骨折した場合などは、治癒まで松葉杖を使うことになるので、その特徴は知っておいてもよいでしょう。

松葉杖は、上のクッション部分を腋の下に挟み、グリップを手のひらで握り、腋と手のひらの2点で体重を支えて歩行します。特殊な歩き方をするので、**使う前には少し練習が必要**です。医療機関で貸し出される際に、理学療法士などの専門家から指導されるので、練習してコツをつかみましょう。

松葉杖は、腋の下に挟んだクッション部分にほとんどの体重を乗せて使用します。クッション部分の材質が硬いと、少し歩いただけでも腋が痛くなってしまうので、できるだけ柔らかい材質のものを選んでください（レンタルだと選択の余地がないこともありますが）。最近の松葉杖は材質や使い心地を考慮したものが増えています。

## 持ち歩く手すり、サイドケイン

杖は基本的に片方の腕や手で支持しますが、それでは歩行が安定しない、手の力が弱まって杖を使いこなせない、という人は歩行器を利用したりします。たとえば**サイドケインは、杖と歩行器の中間**にあるようなものといえます。持ち歩ける手すりといったイメージです。

片手で持てる重さで、**体の横に置いて、体重を支えながら歩行し**ます。街中で使用されるケースは稀で、基本的には病院や施設などでリハビリの歩行練習に使われます。四点杖でも不安定に感じる人、杖歩行ができることを目標に練習している人などが主な対象です。筆者の経験でも、杖で歩きたいけれど、歩行器でしか歩けない方が、練習のためにサイドケインを使っていることが多いです。
　過渡期に使用される杖という位置づけなので、一般の人はあまり目にする機会が少ないと思います。サイドケインも**介護保険のレンタルを利用**できるので、必要性がある人は借りてみるとよいでしょう。

## 椅子にもなるシルバーカー

**シルバーカー**も転倒予防に効果的な歩行補助具です。杖でも不安という場合は、より安定性の高い歩行器やシルバーカー（手押し車）を使うのもおすすめです。
　シルバーカーは「いかにも年寄りっぽい」と敬遠する人もいますが、最近はお洒落なものが色々出ています。安全に安心して歩けるようになりますし、荷物が入れられて買い物にも便利。椅子として使えるタイプが多く、疲れたときにすぐ休憩できるのも助かります。

持ち手が二段式になっているものは、椅子や床からの立ち上がりの際に手すりとして使用できます。しかし、軽量で引っ張ったりすれば転倒してしまうので、実際は完全に頼り切ることはできません。

サイドケイン

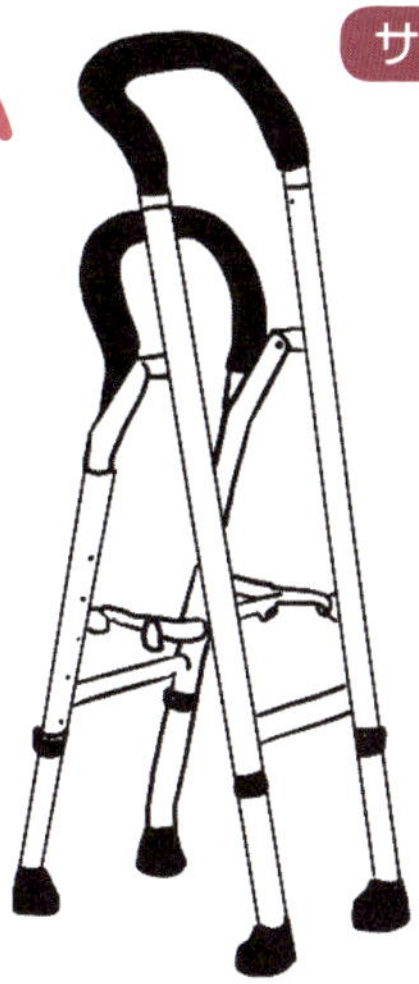

松葉杖

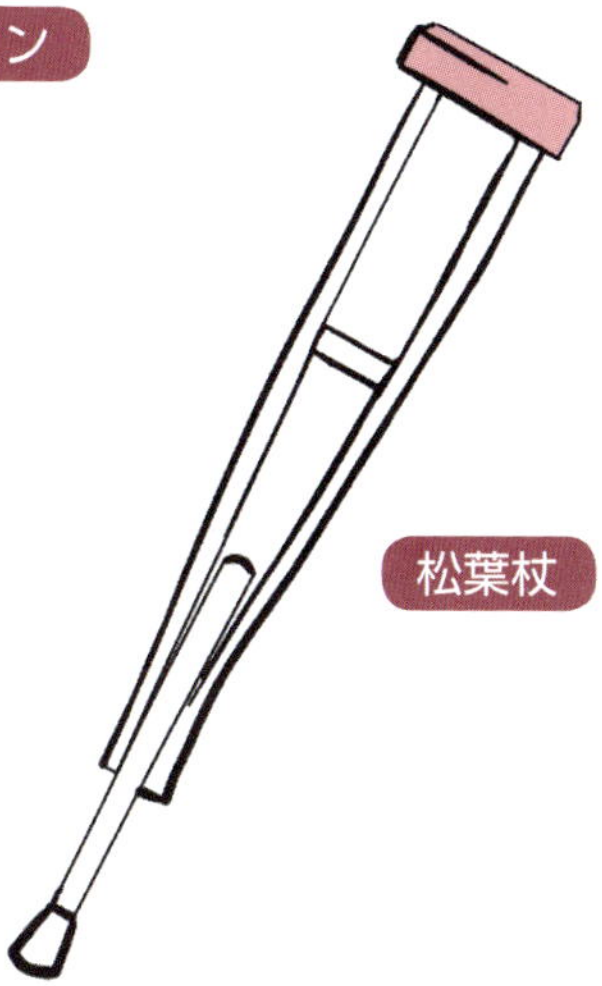

シルバーカー

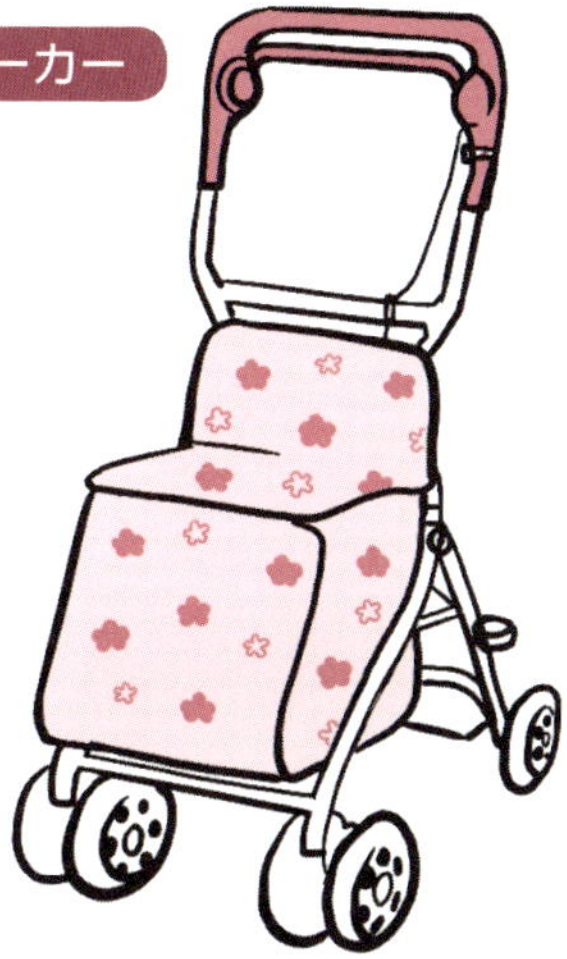

杖には様々な種類があり、本人の使用目的に合ったものを選ぶのが基本です。T字杖以外は介護保険の福祉用具貸与サービス（レンタル）が利用できます。また、カタログで見ただけでは実際の使用感はわかりにくいので、できれば実際に使ってみて選ぶことをおすすめします。

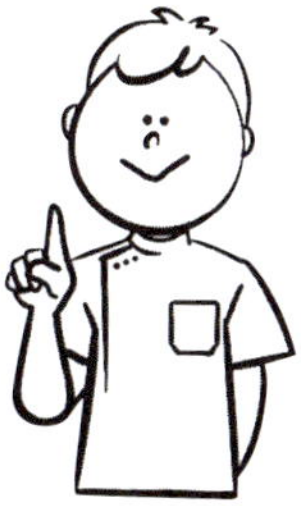

# 握り方、つき方を間違えている人が意外と多いT字杖

## 肘を30～40度に曲げた状態がベストな長さ

どんなに機能性の高い杖でも、使い方を間違えれば、安全に歩くことができず、かえって危険です。

最も注意したいのが、杖の長さの調節です。背筋を伸ばした状態で立ち、腕を自然に体の前方向に降ろし、**肘を30～40度に曲げた状態**が、T字杖を持つときの基本姿勢です。また、**杖を持つ側の足から前方に20㎝、そこから外側に20㎝移動した位置が杖先をつく目安**です。この状態でグリップをつかんで、杖の先端が地面に着く長さが、その人にとってベストな杖の長さの目安になります。まずは、使う人に合ったシャフトの長さに調節しましょう。

ちなみに、なぜ肘の角度が30～40度かというと、肘を伸ばす筋肉である上腕三頭筋が最も力を出しやすい角度だからです。杖をしっかりと地面に押し付けることができます。

ただし、片麻痺のある人などで、杖に体重をかなり乗せて歩く場合は、体の前ではなく、横や後ろに杖をついたほうが力を入れやすいことも多いです。杖を使う人が、**歩行中のどの位置で最も力を入れるのかを見極め**、その位置での肘の屈曲が30～40度になる長さに杖を調節するとよいでしょう。

このように、最適な杖の長さは、その人の歩き方によって微調整が必要なので、初めて使う場合は専門家にチェックしてもらうと安心です。

## グリップの正しい握り方

次にグリップの握り方ですが、意外と間違えている人が多いです。T字杖の場合、左のイラストのようにグリップの長いほうを手前にして握ります。また、人差し指だけをグリップの短いほうにかけ、**人差し指と中指の間でシャフトを挟むように持つ**と安定します。挟んで握るのが難しい場合は、**人差し指をシャフトに沿わせて固定さ**せてもかまいません。

たまに、グリップの長いほうをすべての指で握っている人を見かけます。これだと、シャフトに対

して垂直に力がかからず、不安定になります。杖先をついたときに滑ったり、シャフトが曲がったり折れたりする可能性もあります。正しい握り方を習慣づけましょう。

## 杖を持つのはどっちの手?

杖を持つ側の手を誤解している人もいます。左右どちらかの足が弱っていてT字杖を使っている場合は、必ず、**弱い足とは反対側の手に杖を持ってください**。利き手が右手の人でも、右足が弱い場合は左手で持ちます。杖は弱いほうの足をかばうために使うので、利き手はあまり関係ありません。

とくにどちらかの足が弱っているわけではなく、疲れたときに体を支えるために杖を使用するという場合は、持ちやすいほうの手でかまいません。試しに左右片方ずつ歩いてみて、歩きやすかった側に持つとよいでしょう。

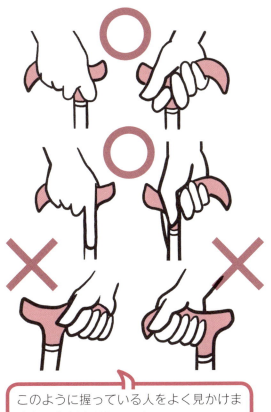

このように握っている人をよく見かけますが、本来は間違いです。

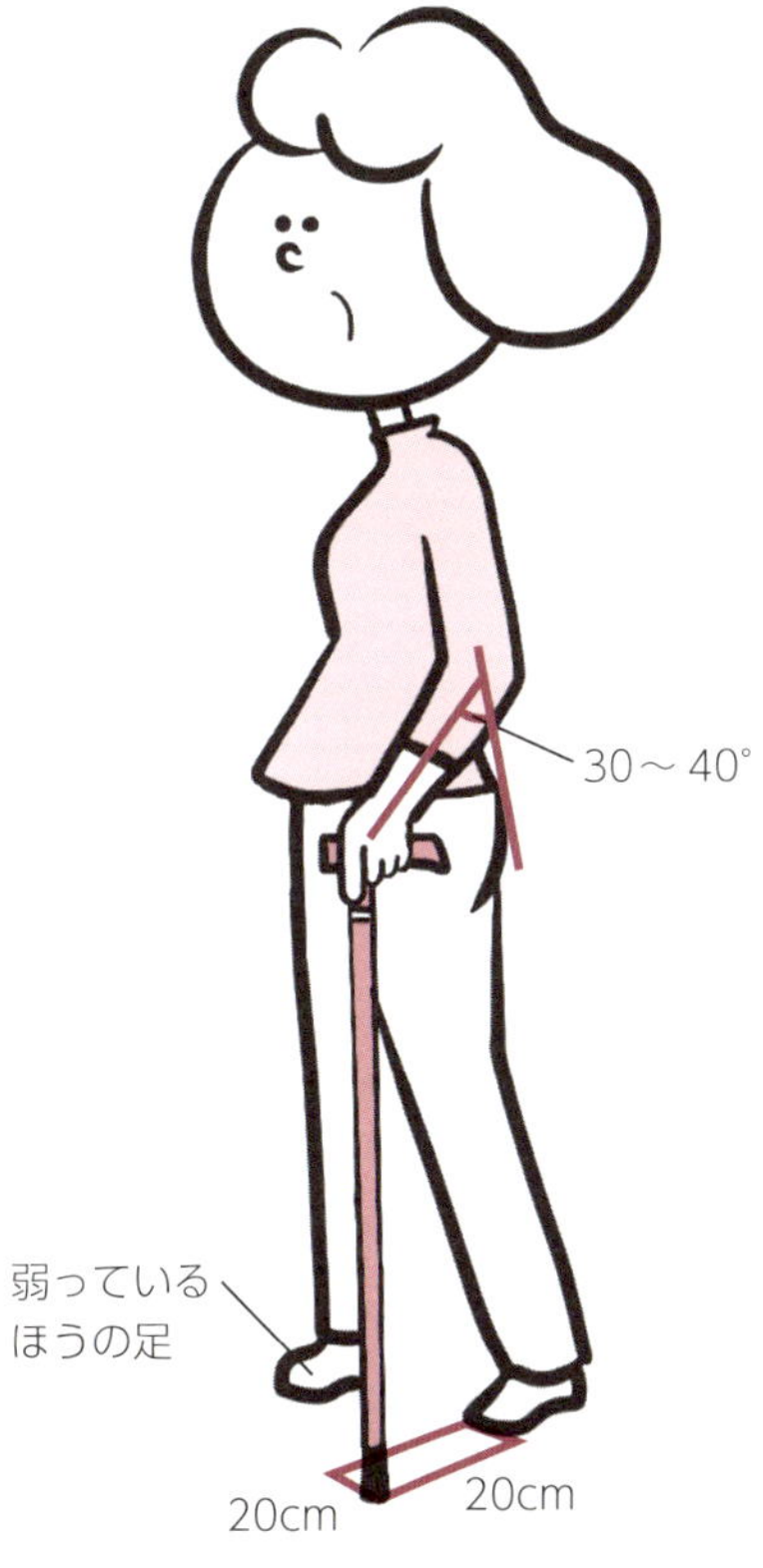


杖は弱っていないほうの足の側に持つ

# 歩行中に杖をつくタイミングは？

## スタンダードな2動作歩行

杖を使った歩き方は、大きく分けて2種類あります。最もスタンダードなのが**2動作歩行**で、杖と反対側の足（弱っているほうの足）を同時に前に出して、「1、2、1、2……」と歩く様式です。

2動作歩行をする人の大半は、軽度の変形性膝関節症など、いわゆる「転ばぬ先の杖」として杖を使う人です。自然な歩行動作に近いため、後に紹介する3動作歩行よりも効率がよく、リハビリでも優先してこの歩き方を練習します。

この歩行のポイントは、**股関節を伸ばせる**ことです。2章の歩行の仕組みでも紹介しましたが、フォアフットロッカー（P21）が働き、後ろに伸ばした足で地面を蹴ることで、長距離を速く、効率よく歩けます。

## 足の振り出しにくい場合は3動作歩行

2動作歩行をする人よりも、やや重度（脳卒中後遺症など）の場合に練習するのが**3動作歩行**です。

3動作歩行は、先に杖を体の前に出して、それに揃えるように両足を出す歩行様式です。①杖→②杖と反対側（弱っているほう）の足→③杖側（強いほう）の足の順に、3つの動作を繰り返して歩きます。

2動作歩行よりも杖に体重をしっかりと乗せてから、弱っているほうの足を振り出せるので、脳卒中片麻痺などで足の振り出し動作が難しい場合には3動作歩行を練習します（2動作歩行を練習してみて安全に歩けなかった場合も同様です）。

3動作歩行は、足が振り出しやすくて安定しますが、2動作歩行のように**股関節を伸ばすことができない**ので、歩幅も狭く、流れるような歩行とはなりません。そのため、長距離を歩くと疲労しやすい側面があります。

2動作歩行

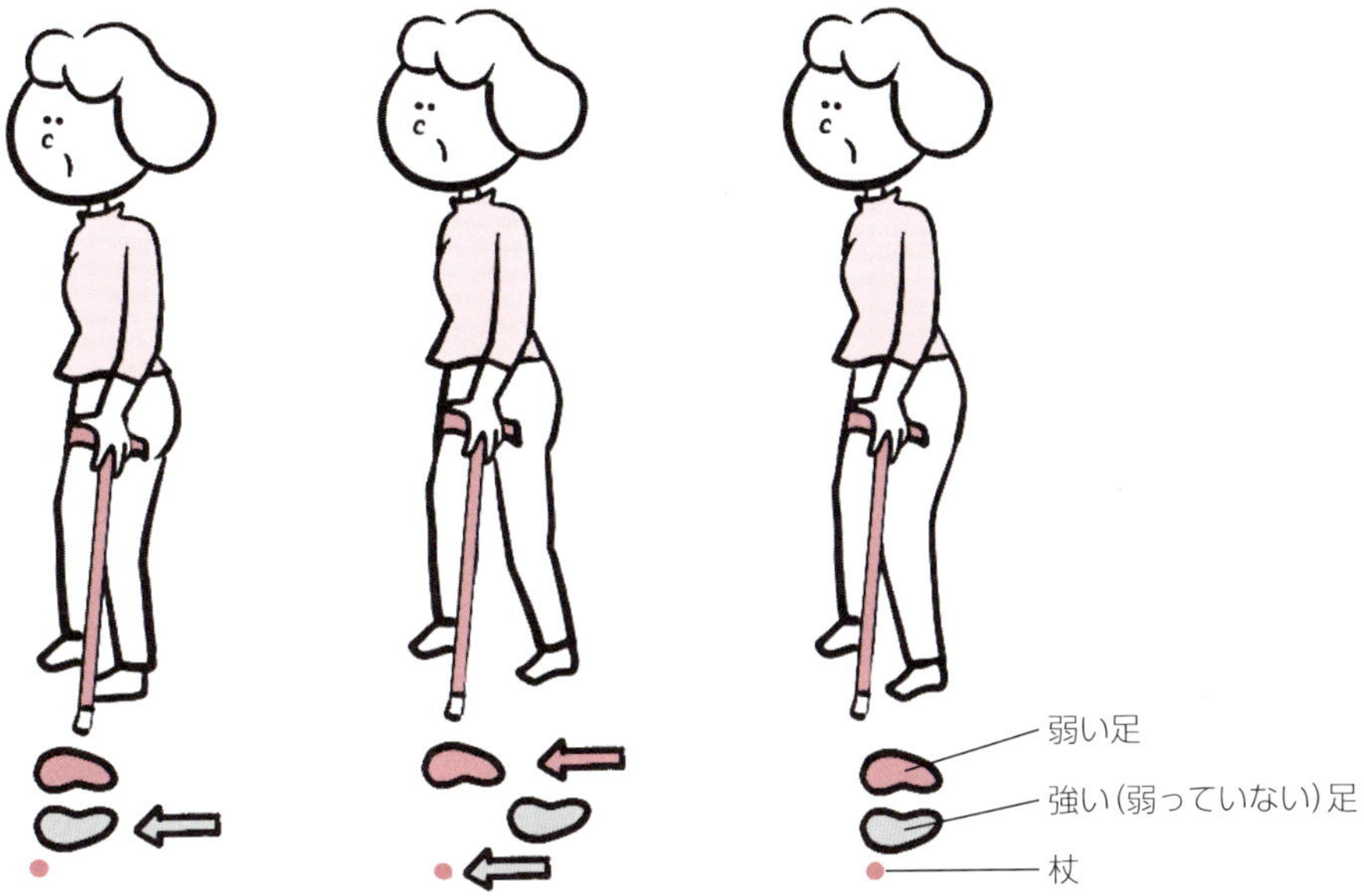


②強い足を出す　①杖と弱い足を同時に出す

3動作歩行

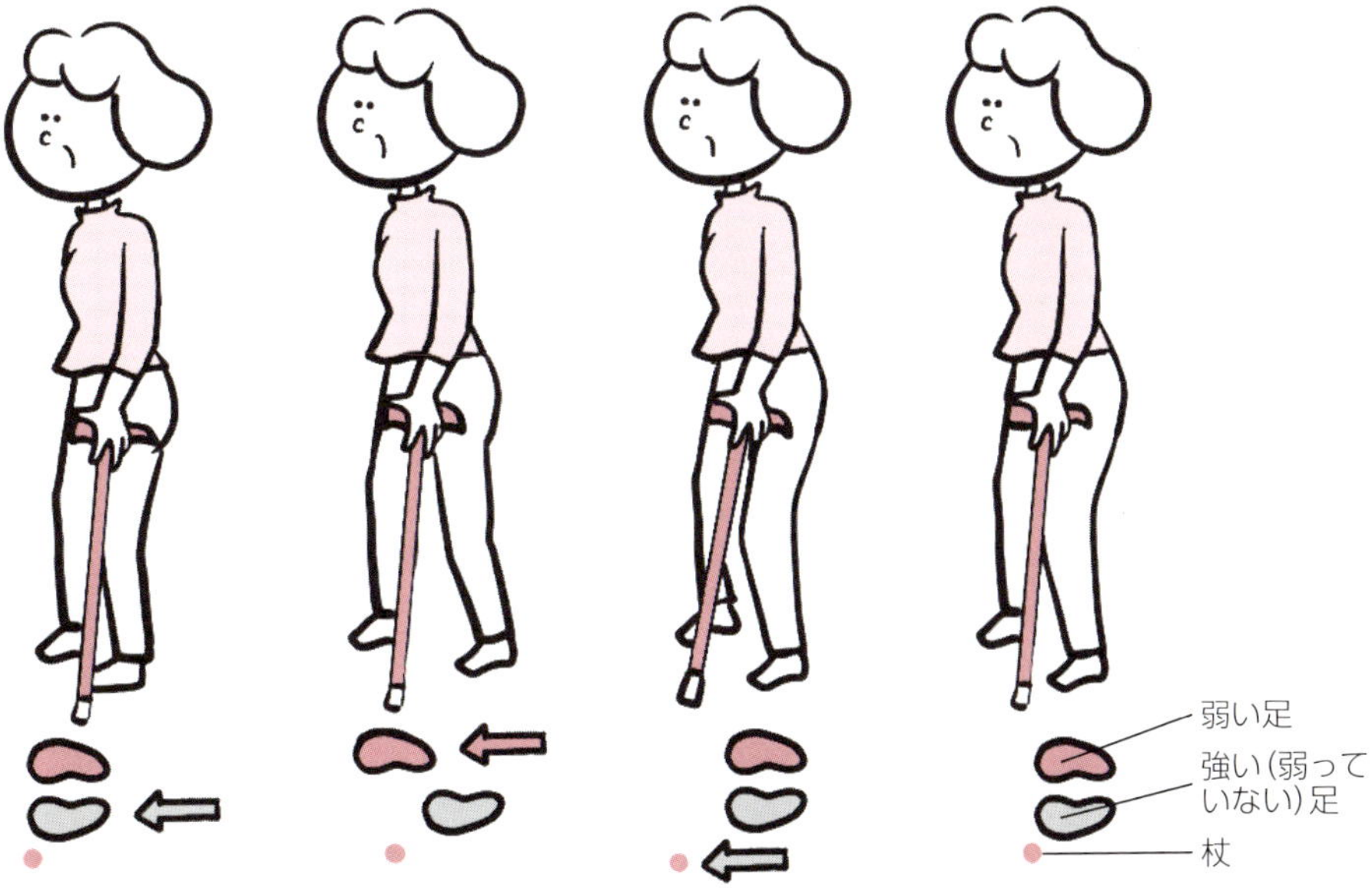


③強い足を出す　②弱い足を出す　①杖を前に出す

T字杖の使い方

# 杖を使って階段を昇り降りするときのコツは？

## 行きはよいよい、帰りは怖い

「階段を昇り降りするときはどうしたらいいの?」という質問を受けることもあります。基本的には、時間に余裕をもって行動し、少し遠回りでもエレベーターや横断歩道を利用するのが安全です。しかし、階段しかないという状況もあります。

まず、杖がない状態での階段の昇り降りについて、覚えておきましょう。杖を使う場合も、基本は同じですから。

階段昇降には、大きく分けて、「1足1段」と「2足1段」という2つの方法があります。

1足1段は、片足で1段ずつ昇ったり降りたりする通常の方法です。非常に効率がよく、早く昇降できますが、その反面、常に片足立ちの状態になるため、足の筋力やバランス能力が低下している人には、転落・転倒の危険性が高くなります。常時杖を使う人だと、1足1段の昇降方法は少し不安を感じるかもしれません。

2足1段の方法では、1段を昇降するたびに、一旦両足を同じ段に乗せます。一度、両足で立ってから次の段に進むので、昇り降りに時間はかかりますが、安定感が増します。ただし、2足1段で階段を昇降する場合、どちらの足を先に出せばいいのか迷う、という人も多いです。

2足1段で**階段を昇るときは、痛みや筋力低下の少ないほうの足（よい足）から先に上の段に乗せ、**その次に、弱いほうの足を乗せます。体を上の段に持ち上げる必要があるので、先によいほうの足を上の段に置き、その足を支持脚として体を引き上げるのです。よいほうの足から階段を昇るので「行きはよいよい」と覚えましょう。

逆に**階段を降りるときは、弱いほうの足から先に降ろします**。今度は後ろ（上の段）に残るほうの足が支持脚になるので、よいほうの足で体重を支えながらゆっくりと体を降ろします。これは「帰り（降段）は怖い」と覚えます。

昇りでも降りでも、常によい（強い）ほうの足が支持脚となるようにするので、患者さんには「行き

**はよいよい、帰りは怖い」**と覚えるようにしてもらっています。

## 杖を使うか？手すりを持つか？

杖をつきながら階段を昇り降りする場合は、常に一番最初に杖を出します（昇降に関係なく杖が先です）。

**〈階段を昇る場合〉**
**①杖→②よい（強い）ほうの足→③弱いほうの足**

**〈階段を降りる場合〉**
**①杖→②弱いほうの足→③よい（強い）ほうの足**

また、階段では手すりも利用できます。たとえば、杖を持つ手の側に手すりがあれば、杖は反対側の手に持つなどして、手すりをつかみながら昇り降りしたほうが安定するでしょう。もし片麻痺などで、反対側の手で杖を持つのが難しい場合は、杖のストラップを手すり側の手にかけて、手すりを使います。

一方で、杖を持つ手と反対側に手すりがある場合は、手すりよりも杖を使って昇降したほうが楽な場合が多いです。ただし、急な階段で降りるのに恐怖感が強い場合は、手すりをつかむほうが安心という人も多いです。

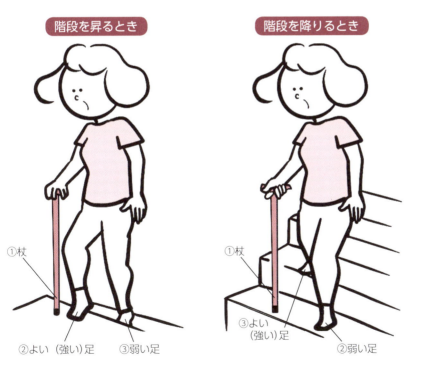

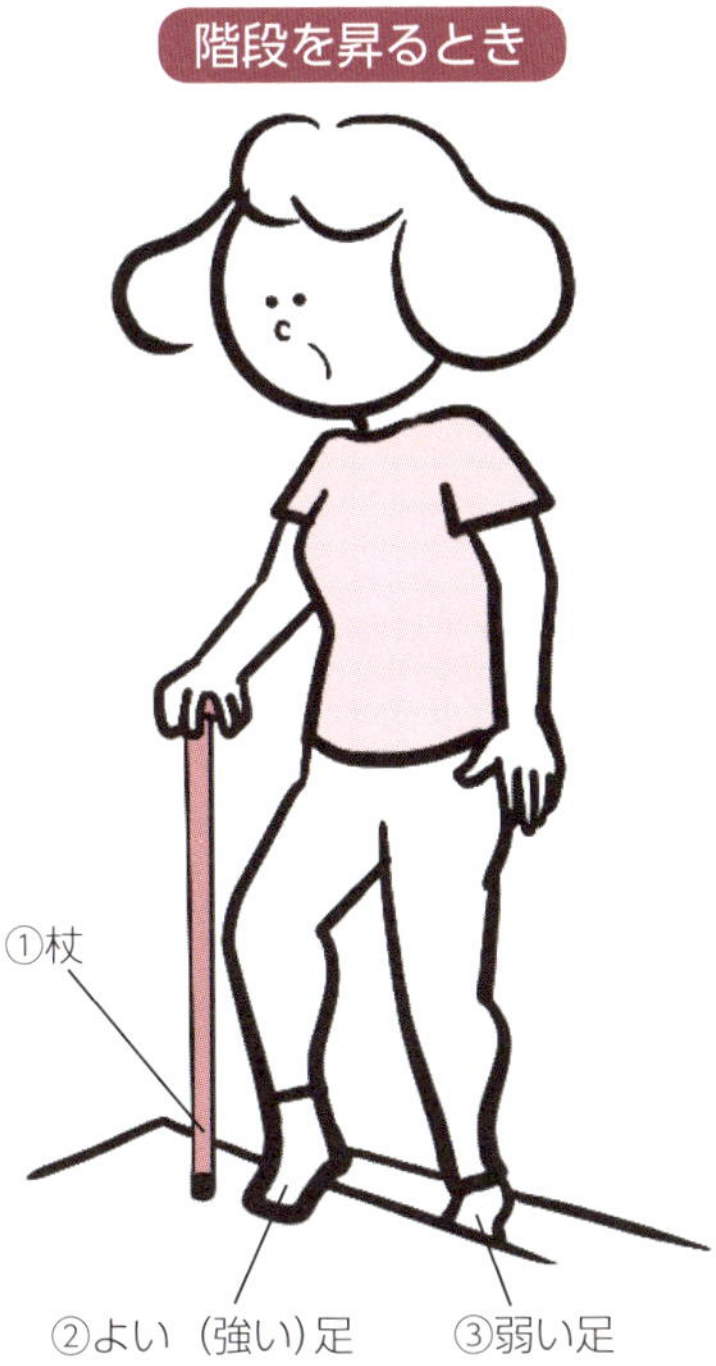

T字杖の使い方

# 狭い場所や人が多い場所で杖を使うときのコツは？

## 支持基底面と重心の位置に注意

広々とした平坦な道ばかりなら歩きやすいのですが、道幅が狭かったり、混雑した人混みの中を歩いたりするときもあります。ベストな位置に杖をつけない……という場合は、支持基底面のことを思い出してください。

支持基底面が広いと安定感が増します。ですから、その状況でできるだけ**支持基底面が広くとれるように（足と杖の距離をできるだけ離して）杖先を接地**させるようにしましょう。そして、**支持基底面の外に重心が出ないように**、体の傾きにも注意します。

たとえば、体の横に障害物があって杖をつけない場合、前方向にやや広めに杖をつくようにすると支持基底面が拡大します。それを利用してやや前方向に重心を移して歩くのです。

一番危険なのは、道幅が狭いからといって、足のすぐ真横に杖をつく歩き方です。これだと支持基底面が狭くなり、杖をつく利点がほとんどなくなってしまいます。転倒リスクも高まるので、「支持基底面を広くとること」を意識してください。

狭い場所では、通常2動作歩行で歩ける人も、杖と弱いほうの足を同時に出すのは難しく、3動作歩行に近い動きになると思います。

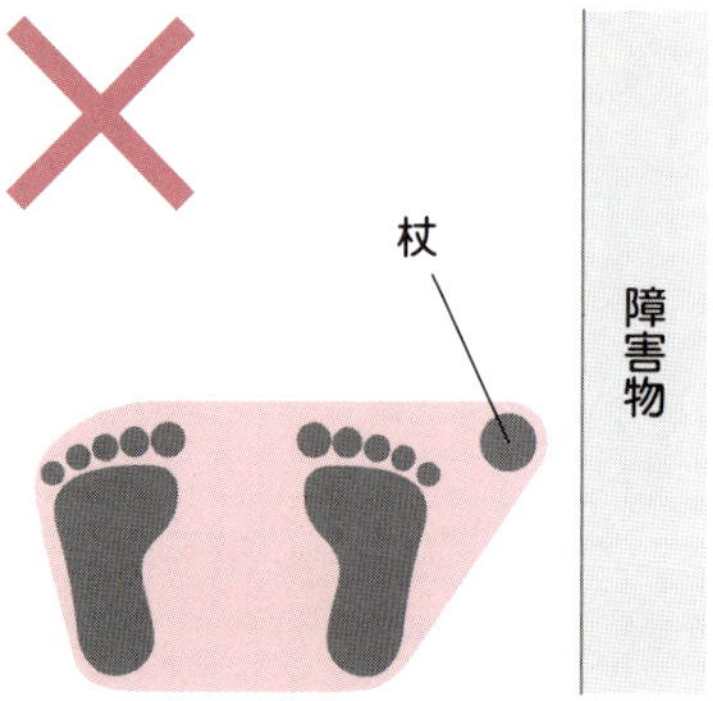

足の真横につくのは危険

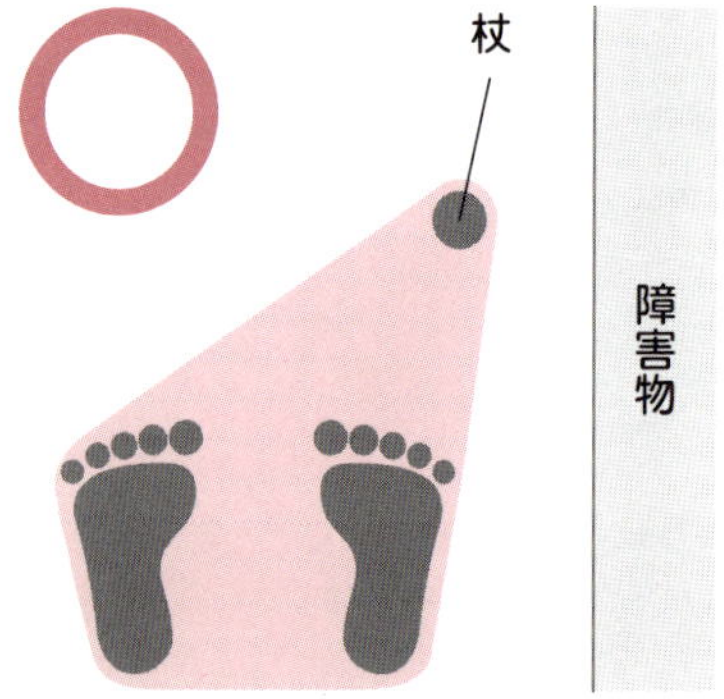

狭い場所では前方向に少し広めにつく

# 荷物を持ちながら杖を使うのは大変！

## リュックを背負って歩行練習

とくに女性の場合、近所の散歩でもない限り、手ぶらで外出することは少ないのではないでしょうか。杖を使う人は、片手に杖、もう片方の手に荷物という具合に、両手がふさがってしまいます。また、荷物が重いと体の重心の位置も変わるので、いつもと同じ杖のつき方では歩きにくいということもあるでしょう。

斜め掛けタイプのバッグを使う人や、キャリーバッグを片手で引きながら杖をついている人などもいますが、筆者が患者さんにおすすめしているのは、**リュックサックのように背負えるバッグを利用**することです。日常の買い物などではリュックを持参して、かさばるものや重さのあるものはすべてそこに入れるようにします。

また、街歩き用のリュックは容量もそれほど多くないので、買いだめできるほどたくさんの物は入りません。小まめに買い物に行くようになり、それが日常の活動量を増やすことにつながります。地域活動やデイサービスに参加していて頻繁に買い物に出るのが難しいため、シルバーカーを使って買いだめをしているという方もいらっしゃいますが、その方も基本的には杖とリュックで外出されています。

杖歩行の練習でも、リュックを背負った状態で行うことがあります。たとえば、普段の買い物で持つ荷物の重さを想定し、2㎏の重りを入れるなどして調節したバッグを背負ってもらうのです。自宅からスーパーまでと同程度の距離を、杖を使いながら歩行してみて、疲れ具合や姿勢の変化をチェックする、といった感じでリハビリに取り入れています。

リュックでは財布の出し入れなどが面倒という人は、斜め掛けできるポシェットなどを併用してもよいでしょう。

杖を使って安全に歩いていても、ほかの歩行者と接触するなど、思いがけずバランスを崩されることもあります。**両手がふさがる状態は、なるべく避けたほうがよい**でしょう。

## 歩行器や杖を使うと、リハビリにならない？

リハビリの現場で、患者さんに歩行器や杖などの歩行補助具を使って歩くことを提案すると、「道具に頼ったら、リハビリにならない」「自分の足だけで歩く練習をしなければ……」とおっしゃる方はとても多いです。たしかに、道具を使うと体重が分散され、自分の足の力をあまり使わずに歩くことができるので、筋肉があまり鍛えられないように感じるかもしれません。

しかし、医師や理学療法士など専門家から歩行補助具の利用をすすめられた場合は、使ったほうが確実にリハビリの効果が高く、後々歩けるようになる可能性が高いです。

何も道具を使わないと15分程度しか歩けない人が、歩行器を使うと、20分、25分と歩けるようになったりします。これは、単純に歩ける時間が増えるだけでなく、活動範囲が広がることを意味します。

少し頑張れば、これまで行けなかった場所に行ける、見られなかった景色を見られる、新鮮な体験ができるようになるのです。歩くことが楽しくなり、日常生活でも歩く機会が自然に増えていきます。そうするうちに、安定して歩けるようになったら、歩行器から杖に持ち替えてもよいですし、道具を使わずに歩けるようになることもあります。

もちろん、歩行補助具を使用するかしないかは、最終的には患者さん本人の判断です。ただし、専門家は患者さんの体の状態、歩行やトレーニングへのモチベーション維持など総合的な観点から提案しているので、前向きにとらえていただけたらと思います。

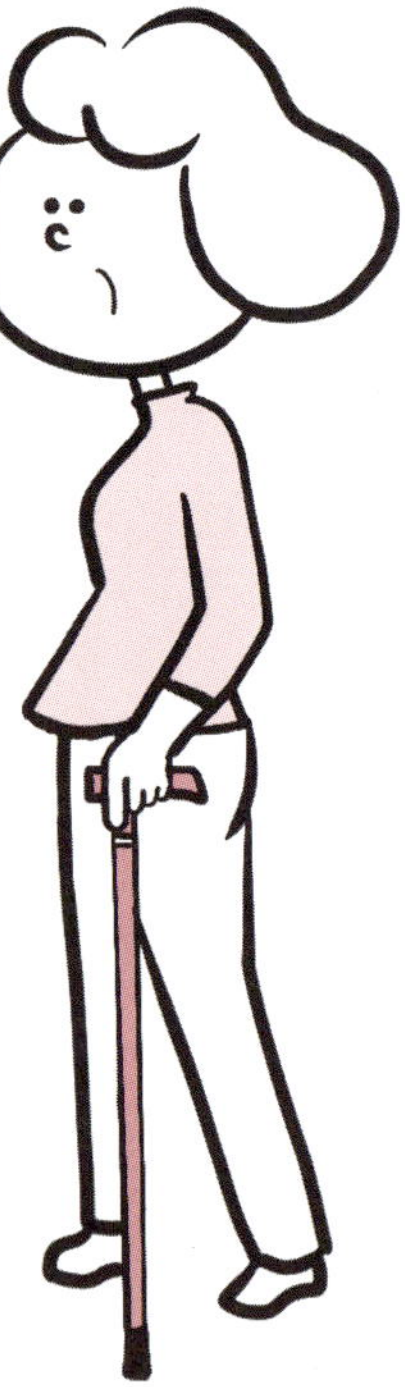

# 6章

# 転倒リスクを減らすために周囲の人ができること

1～5章は、転倒予防の重要性、転びにくい体のつくり方、歩き方や杖の使い方などを、高齢者ご本人に向けて紹介しました。最後の章では、高齢者のご家族や、高齢者と接する機会が多い職業の人など、周囲にいる人たちに知っておいていただきたい、転倒リスクの減らし方や介助方法などをまとめます。

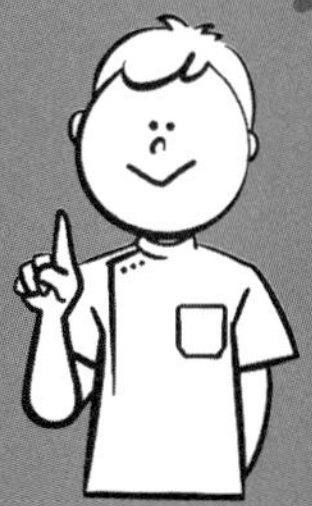

介助のコツ

# 周囲のサポートで転倒を減らす

## 転ぶ人を支えるのは難しい

転倒予防は、「転びにくい体をつくる」「正しい歩き方や杖の使い方を身につける」など、本人の意識や努力によるところが大きいですが、周囲のサポートも重要です。

転倒事故は一瞬のうちに起きてしまいます。何かにつまずいた、ぶつかったと気づいた次の瞬間には、体は大きく傾き、床や地面に打ち付けています。若くて反応が速い人なら、何かにつかまって体を支えたり、大怪我をしないような受け身をとれたりするでしょう。しかし、高齢者の転倒は、起きてしまったら本人にも周囲の人にも、まず止められません。

そこで大事になってくるのが、家族や介助者など、身近にいる人が**事前に危険を察知して、転倒リスクを減らしておく**こと。この章では、理学療法士などの専門職が、高齢者の転倒リスクを減らすために注意しているポイントや、介助のコツなどを紹介します。

## 転倒の察知が最重要

たとえば、加齢や疾患が原因でふらつきが出るため、立ったり歩いたりする際に介助者が付くケースでは、どのようにすればよいでしょうか。5章で、重心が支持基底面の外に出ると体は倒れると説明しました。こうなると、どんなに体力に自信のある大柄な男性の介助者でも、転倒する人を支えられません。だから、**転倒する直前に体を支える**ことが重要です。

「そんなことは不可能」と思われるかもしれませんが、本人が転倒する前に、介助者が危険を察知することはある程度可能です。そのポイントの一つが、2章で説明したような「人間がどうやって立ったり、歩いたりしているのか？」という基本的な仕組みを知っておくことです。

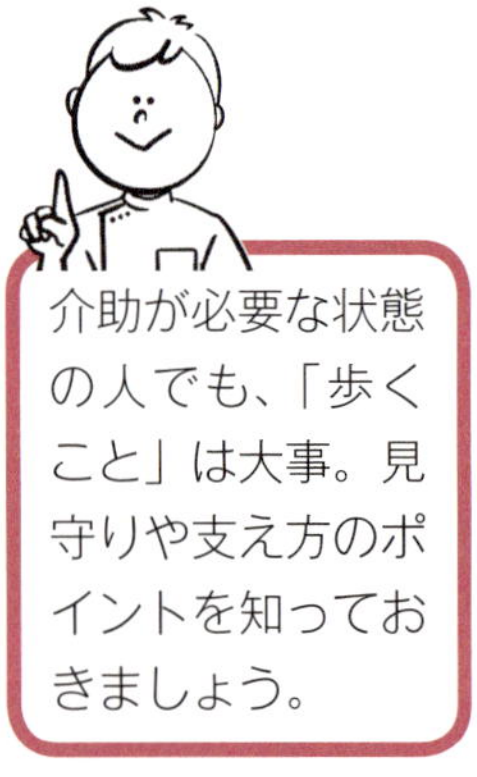
介助が必要な状態の人でも、「歩くこと」は大事。見守りや支え方のポイントを知っておきましょう。

# 介助する人の身体状態を把握しておく



## 疾患の特徴や転倒パターンを知る

歩行に不安のある人を介助するときは、まず、本人の体の状態を知っておきましょう。その人の歩行が不安定になっている理由をふまえて介助するということです。

たとえば、脳卒中後遺症で片麻痺がある人は、**麻痺のある側に転倒する可能性が高い**です。そのため、介助者は常にそちら側に位置するようにします。過去に大腿骨《だいたいこつ》頸部《けいぶ》骨折をした人の場合も、同様に**骨折した側に立ちます**。

壁や障害物のせいで介助者が麻痺側に立てない状況では、**後方に付く**ようにしましょう。麻痺側の反対側に付くよりも、後ろに立ったほうが、本人の挙動や全体像が把握でき、危険を察知しやすいです。

一口に「転倒」といっても、

①つまずいて前に倒れる
②滑って後ろに転ぶ
③急に膝が折れて尻もちをつく

など、ケースは様々です。そこで、介助される本人の体の状態を知り、**起こりうる転倒パターンをある程度推測**しておくことが重要です。

普段から、疲れてくると膝がガクッと折れやすい人（脳卒中片麻痺・脊髄損傷、脊柱管狭窄症など中枢系の既往がある人に比較的多いです）は、歩行中に急に尻もちをつく可能性を念頭に置いておきましょう。

また、そういった人は、疲労で膝が折れる手前で歩行をやめておくことが、一番の転倒予防策ともいえます。極端に歩かないのもよくないので、どのくらいまで歩けるか、記録をとりながら見極めるとよいでしょう。

## 足と地面の接地を見ておく

支持基底面は、足と地面が接地することで形成されます。したがって、**足がうまく地面に着かないと転倒リスクが高まります。**

リハビリで歩行を介助するときなどは、常に本人の足元を見て、少しでも不安定な足底の接地になったら、すぐに体を支えましょう。

## 脳卒中後遺症で片麻痺がある人の介助

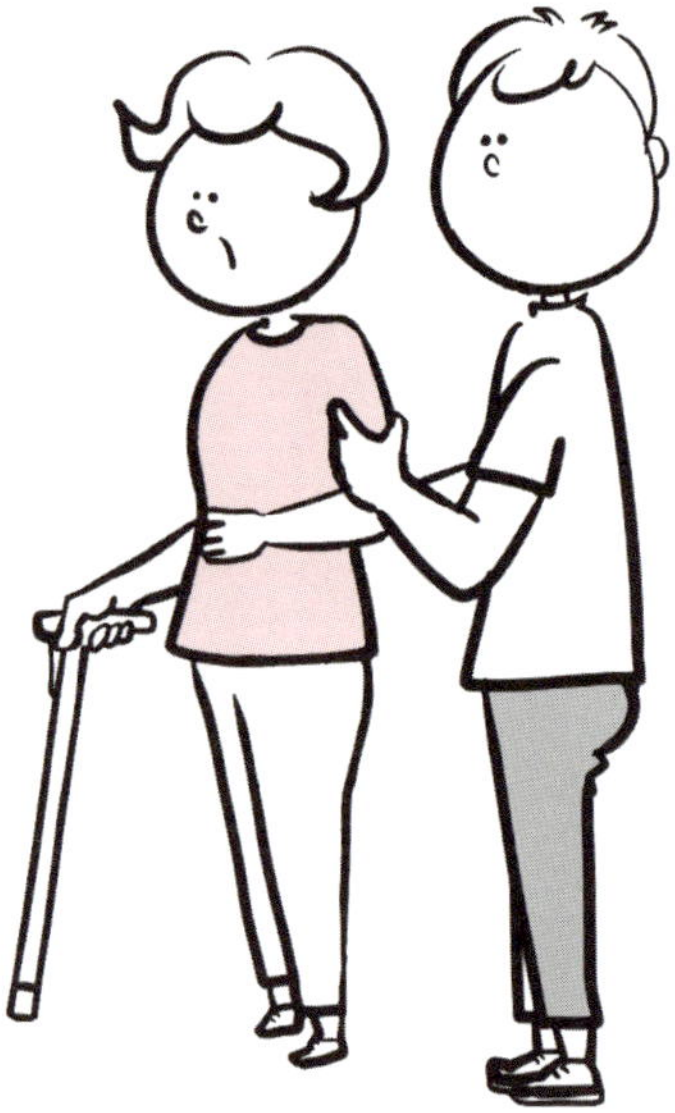

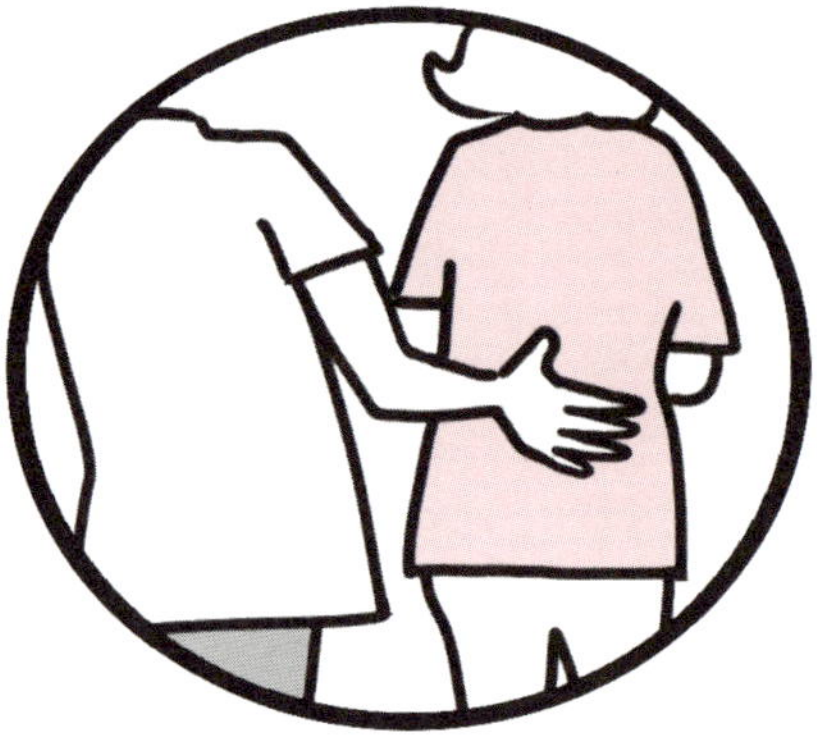

- 介助者は麻痺がある側に立つ。
- 腕をつかみ、体がぐらついてもすぐに支えられるようにしておく。
- もう片方の手は背中に添えて支える。

## 麻痺側に介助者が立てないとき

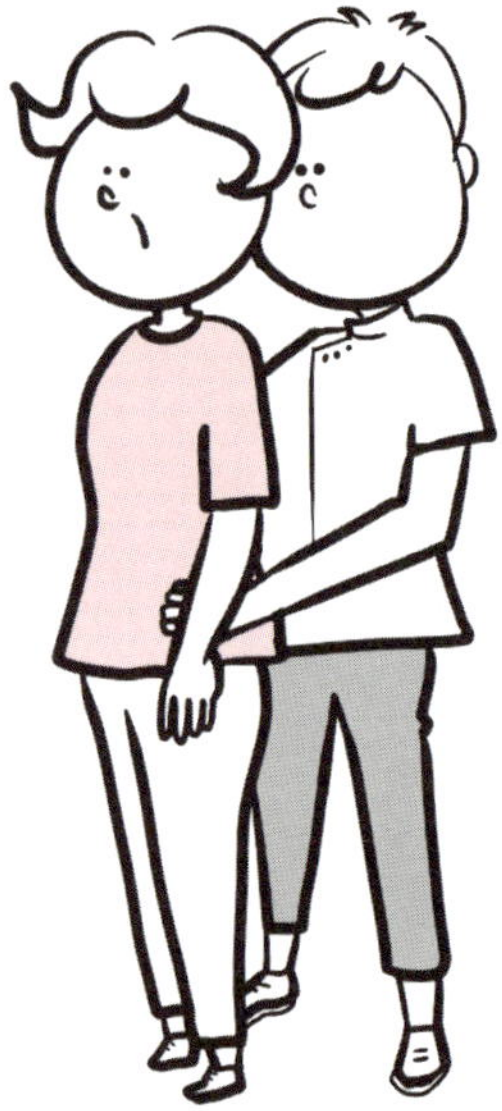

- 介助者は本人の後ろに立ち、ウエストのあたりに手を添えて支える。
- 後ろに立つ場合は、本人の麻痺側に関係なく、この姿勢。
- 本人の足元の接地をよく見ながら歩く。

地面の起伏や段差があるところで足がしっかりと上がっているか、段差を認識して歩いているか、などを確認しながら歩行します。

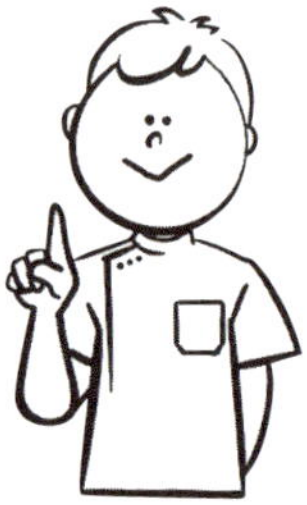

# 歩行中は、周囲の環境にも注意

## 階段では壁や手すりの反対側に立つ

どんな場所を歩くかによっても、気を配るポイントが変わってきます。たとえば、絨毯やマットが敷かれたところを歩くときは、敷物の縁に足を引っかけるかもしれません。雨の日に、濡れたマンホールの蓋や、御影石や大理石の床の上を歩くと、足を滑らせるかもしれません。

介助者は本人が歩くちょっと前方に視線を配り、周りの環境を把握しておくと転倒に備えることができます。とくに、歩行に不安を感じている人は、**自分の足元ばかりを見ていて、周りの状況に気づかない**ことも多いので、介助者がフォローする必要があるでしょう。

床や地面など、足元の状況だけでなく、人や物の動きにも注意してください。曲がり角で人とぶつかりそうになるかもしれませんし、自転車や自動車が突然、歩行経路に侵入してくる可能性もあります。とくに屋外では、自転車・自動車の動きを考慮して安全な経路へ誘導する場合が多いです。

階段などの転倒リスクの高い場所をやむを得ず移動するときは、「転ぶ可能性が高い」と心構えをしていたほうが無難でしょう。介助者は側方（手すりや壁の反対側）に立ち、本人の腋の下に片手を入れた状態で、昇り降りをします。本人の体がぐらついても、すぐに支えられる体勢をとりましょう。

### 階段での介助

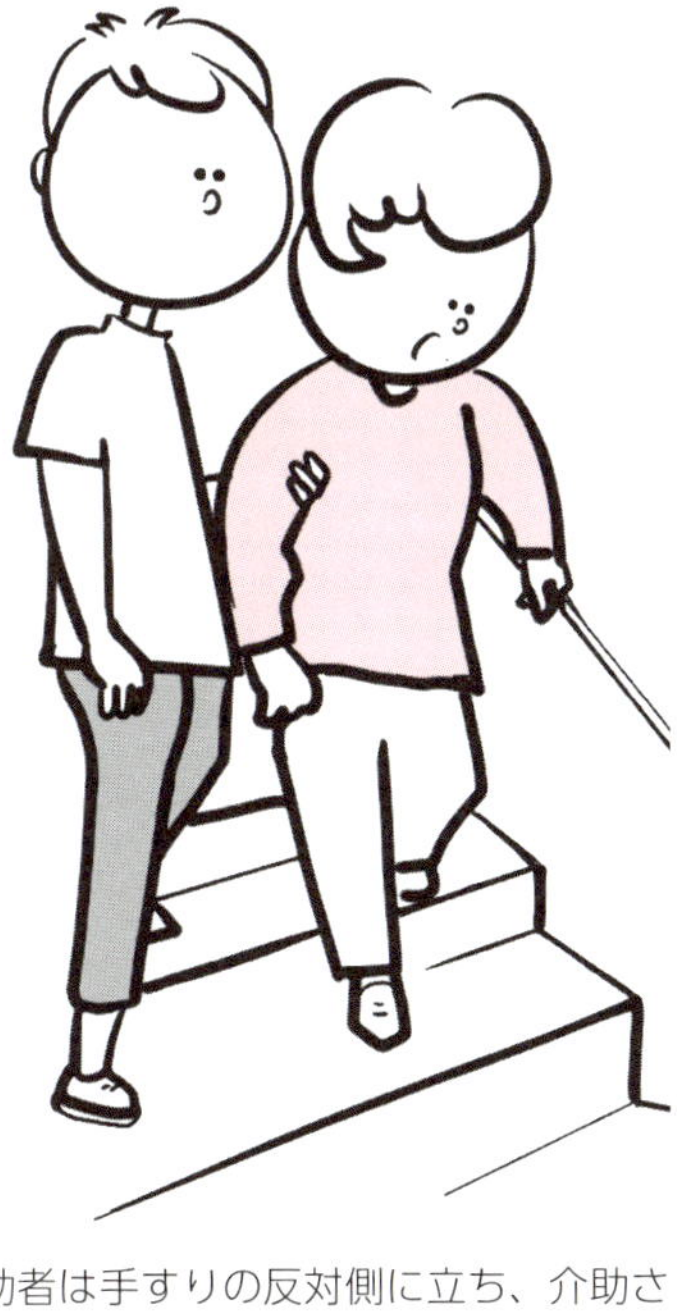

介助者は手すりの反対側に立ち、介助される人の腋の下から手を入れて支えながら降りる。

介助のコツ

# 見守るだけで大丈夫？支えたほうがいい？

## 手で触れながら試し歩き

普段は一人でも歩けるけれど、今日はやや不安定な感じ、過去に転倒の経験もある――そんな人と一緒に歩くとき、**見守るだけで十分か、支えながら歩くべきかで悩む**ことがあるかもしれません。

リハビリや介護の現場には「過介助」という言葉があります。介助の度合いが高すぎると、患者さんの歩行練習の効果が落ちてしまうし、逆に介助量が少なすぎても転倒する危険性があります。この加減は、なかなか悩ましいところです。

そのような場合、私たち専門職は、**介助される人の両腋の下に、後方から手を入れて、その人の歩行中の体の揺れを手で感じながら、数分間ほど試し歩き**をしてもらいます。介助するのでもなく、支えるのでもなく、ただ体に手を添わせて触れているという点がポイントです。相手の体に手を押し付けると、その人の歩行中の体幹の動きを阻害し、歩きにくくなってしまいます。手をいわば「センサー」のように使うイメージです。

介助される人の体が少しでもグラッと来たら、すぐに体幹をつかんで固定させて転倒を防ぎます。この状態でしばらく歩いてみて、体のぐらつきが少なく、安定して歩けていたら、徐々に介助者の手を離していきます。

見守るだけではちょっと心配という場合は、この方法を試してみるとよいかもしれません。

接触介助で試し歩き

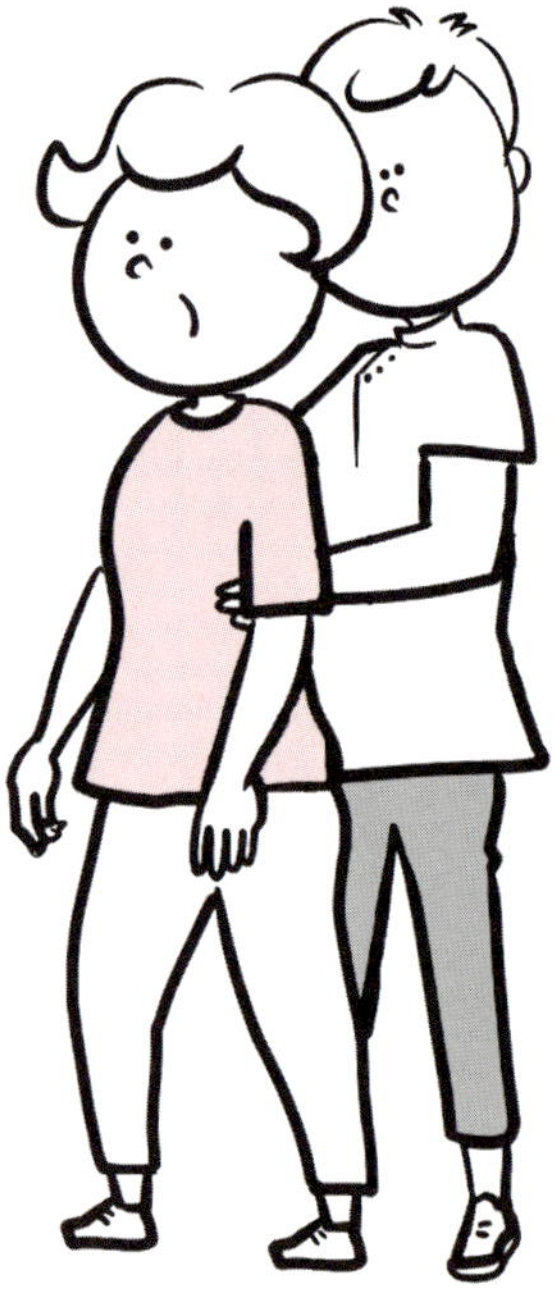

介助される人の両腋の下に、後方から手を入れて、歩行中の体の揺れを手で感じながら、数分間試し歩きをする。

介助のコツ

# 「膝折れ」はとくに注意が必要！

## 一瞬のうちに尻もち……

私たち理学療法士が最も転倒に注意するのは、**歩行中に膝が折れやすい人**です。上述のように、脳卒中片麻痺、脊髄損傷、脊柱管狭窄症などの中枢系の疾患がある方に多いです。また、寝たきりによる廃用症候群で、過度に膝の周りの筋力が低下した場合にも、膝折れの傾向が見られます。

膝折れが怖いのは、一瞬で尻もちをついてしまうことです。介助者がすぐ横に控えていても、ほんのわずか本人から視線を外した瞬間に、膝がガクッと折れて、尻もちをついていたりするのです。しかも、骨盤が真下にストンと落ちるケースが多く、これを介助で止めるのは困難です。

膝折れによる転倒を防ぐためには、介助される人の**後方から腋の下を両手で支持して介助**するか、同じく後方より介助される人の**ズボンのウエスト部分を両手で把持**するしかありません。要するに、垂直に落下する骨盤と体幹を、いつでも支えられるようにしておくということです。このときも、手の感覚をセンサーのようにして骨盤の動きを感じながら介助を行います。

膝折れ転倒への対策

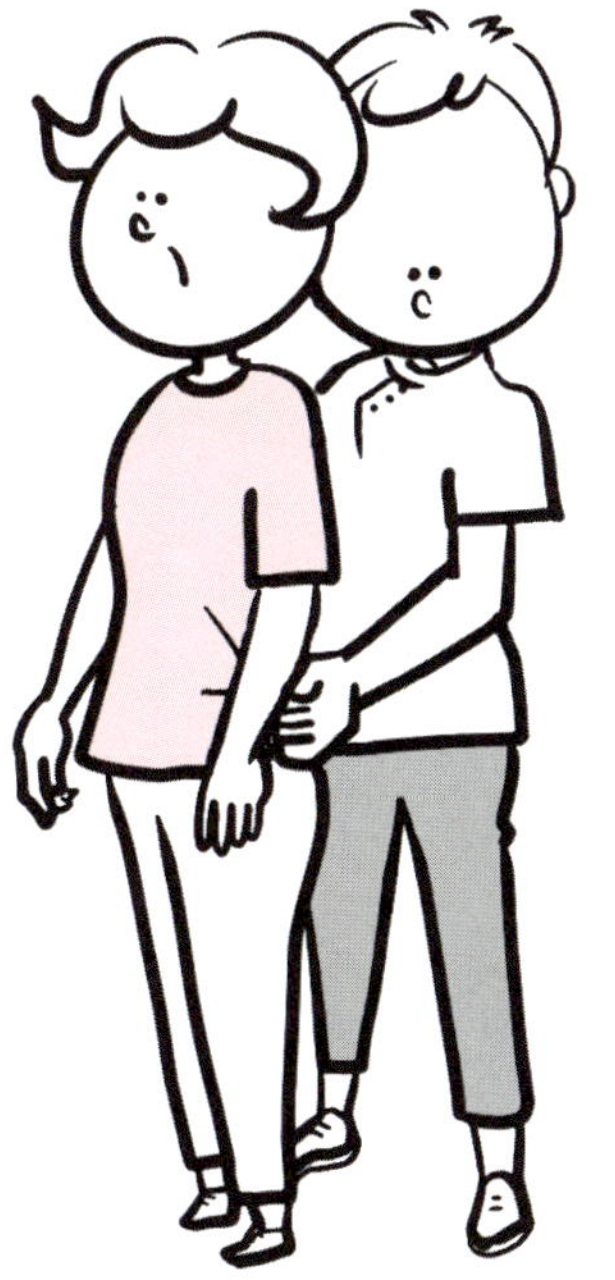

介助される人のズボンのウエスト部分を両手でしっかりつかんでおく。P102のように後方から両腋の下に手を入れて、尻もちを防ぐ方法もある。

介助のコツ

# 転倒リスクの高い人に手引き歩行介助は不向き?

## 横や前から支える手引き歩行

よく見かけるのが、介助者が介助される人と手をつないで歩く方法です。「手引き歩行介助」と呼ばれる方法で、介助者が介助される人の横に位置する場合は片手で、前側に位置する場合は両手で手を引きます。

前側に介助者が立って両手を引きながら歩行練習をする場合は、介助者は後ろ向きに歩くことになります。そのままでは障害物や人と衝突する危険があるので、介助者は頻繁に後方を振り返りながら歩行しなければなりません。難易度が高い歩行介助方法です。

手引き歩行では、介助者は介助される人がバランスを崩したときにぐっとつかまって（体重をかけて）体を支えられる、手すりや歩行器具のような役割を果たします。そのため、介助される人を引き上げたり、寄りかからせたりはせず、支える手の高さも一定に保ちます。

## 転倒予防の観点からは不向き

手引き歩行では、介助される人の**重心がある骨盤から遠い位置（上肢）で支持・介助**するため、いざバランスを崩したときに、相手の手を握ったまま横や後ろに倒れたり、尻もちをついたりする可能性もあります。

介助される人がバランスを崩したら、とても助けることはできないので、転倒予防の観点からは、あまり適した歩行介助とはいえません。転倒リスクがかなり高い人を介助する場合は、ほかの方法をとったほうがよいでしょう（短距離の移動に向いた介助方法といえるかもしれません）。

## 手をつなぐことの安心感

一方で、手引き歩行介助が適しているケースもあります。パーキンソン病のバランス障害などで、初めの一歩が出せない、もしくは本人の意図しない突進が起きてしまうといった場合です。この場合は、前方から両手での手引き介助や、歩行器の使用が有効です。

また、認知症により、言葉で歩

行経路を誘導するのが難しい人なども、前方や横からの、片手あるいは両手での手引き介助が行われます。筆者自身は、転倒リスクがほとんどない認知症の方に歩行経路を誘導するときくらいにしか、手引き歩行は行いません。

ただし、手をしっかりとつないで歩くことは、介助される人にとっては、とても安心感があるようです。普段、歩行練習に乗り気でない認知症の方でも、前方から両手をつないで、お話をしながら歩行すると、穏やかな様子で歩行練習をしてもらえることがあります。

最終的には、**その人の状態に合った歩行介助方法を選択**することも非常に重要です。

手引き歩行介助

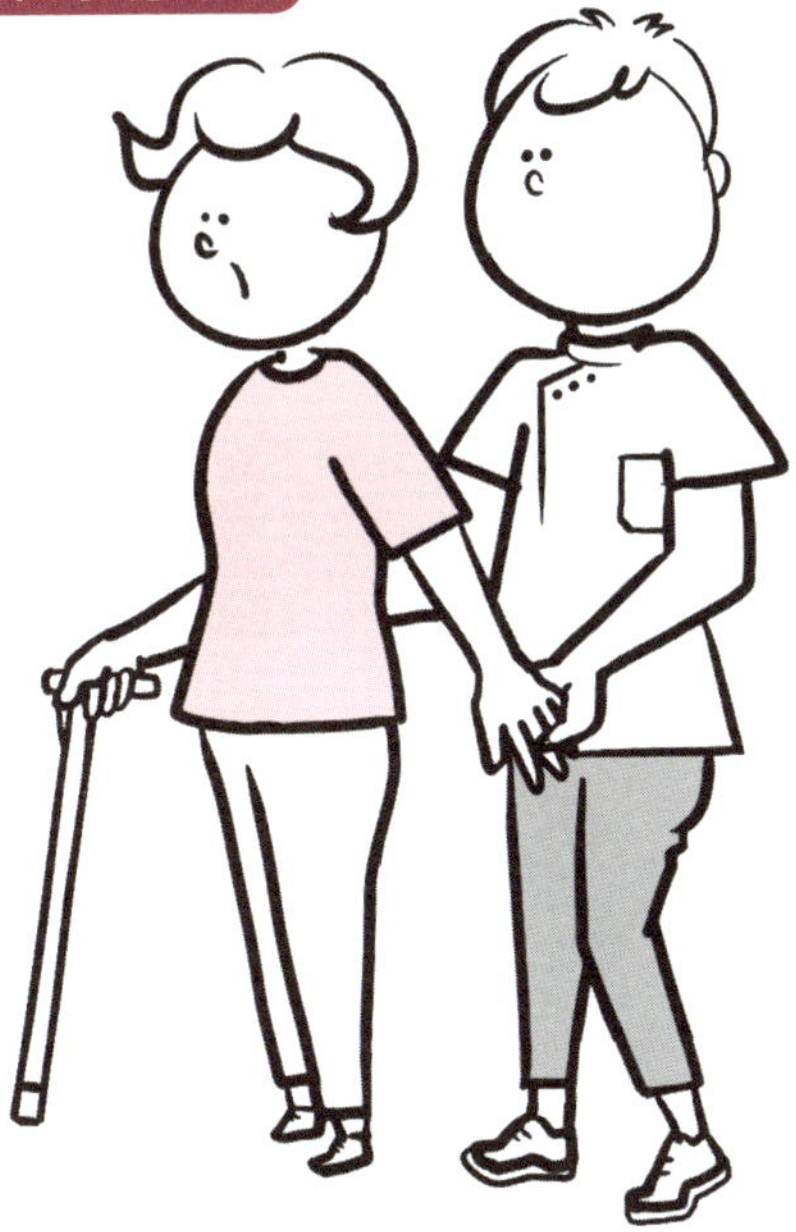

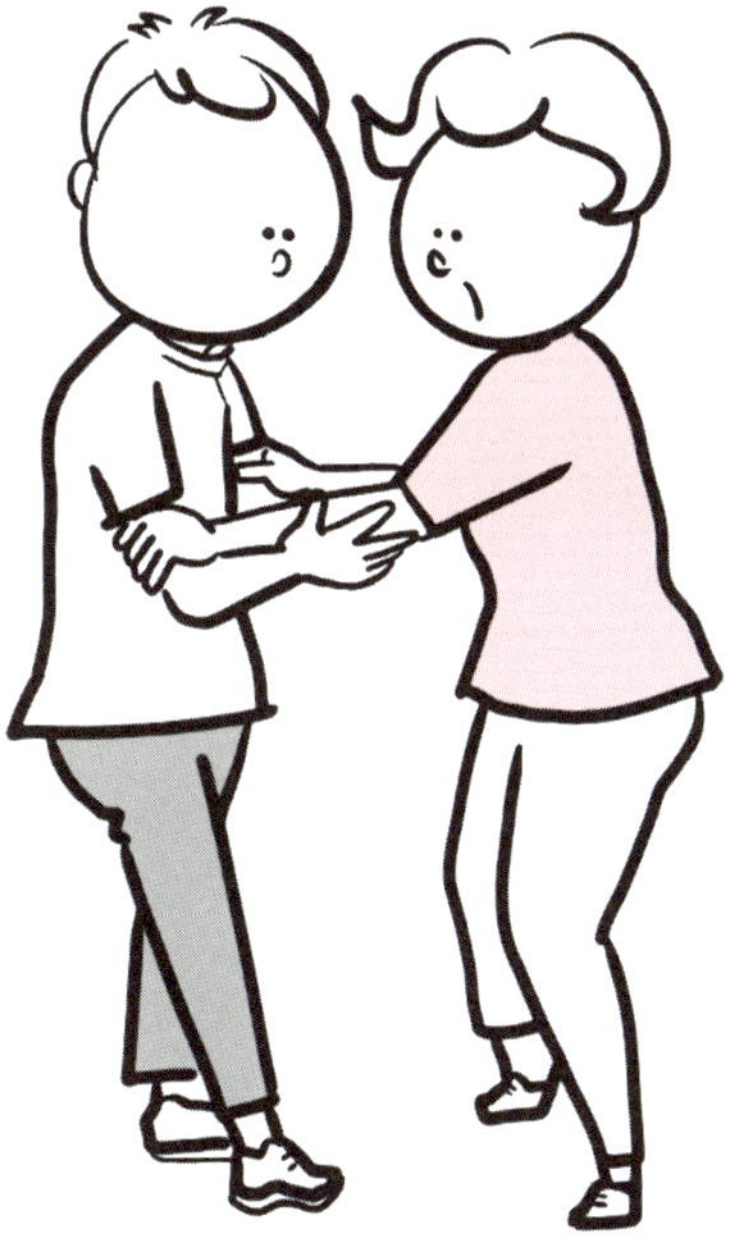

- 横から片手で支える場合は、介助者が介助される人の腕をつかんで支えるのが基本。
- 歩行に対して不安感が強い人は、無意識に介助者の手をつかもうとする。場合によっては、手を握ってあげたほうが安心感が得られて、スムーズに介助できる。
- 両手を引く場合は、お互いに反対の足を出すように歩く。
- 介助者は適宜後方を振り返って、進行方向にある物や人に衝突しないように注意する。

転倒リスクの削減

# 100歳まで元気でいてもらうために、転倒リスクを減らそう

2章と重複する部分もありますが、筋トレやストレッチ、歩行練習以外の、転倒リスク削減策について、高齢者を見守る家族の視点からまとめておきたいと思います。

同居している場合も、していない場合も、近距離あるいは遠距離で暮らしている場合でも、お年寄りの身の周りに転倒を招く要因が潜んでいないか確認してみてください。

## ①安定して歩ける履物を

安定した歩行のためには、靴選びも重要。ハイヒールを履き慣れた女性でも、高齢になるとウォーキングシューズを利用する人が増えます。踵の低い靴には抵抗があるという方には、ヒールがあっても太く安定していて、歩きやすさに配慮されたタイプの靴で慣れてもらうとよいでしょう。ただし、歩行の安定性から考えると、踵の高いもの、靴底が厚いものはやはり不向きといえます。

靴の素材が**柔らかいものだと、歩行時に足が靴の中で動いてしまう可能性**があります。クッション性ばかりを重視するのではなく、しっかりとした素材のものを選びましょう。

また、室内では、スリッパを履く人が多いですが、踵のない履物は歩きにくく、脱げやすいため危険です。できれば、**踵までしっかりと包まれるルームシューズ**を履くようにすすめてください。

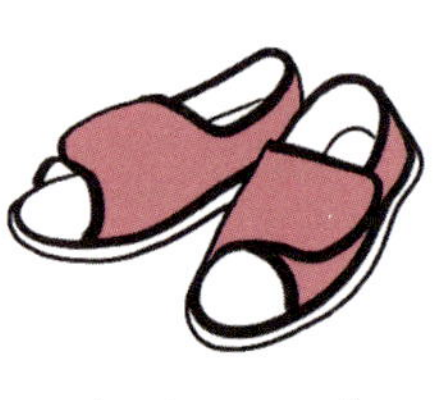

ルームシューズ

## ②床の上は整理整頓、階段には物を置かない

床の上に物が置かれていると、不注意で踏んだり、足をぶつけたりする可能性があります。筆者が以前担当した患者さんに、転倒による大腿骨頸部骨折で入院された方がいらっしゃいました。玄関のチャイムが鳴ったので急いで出ようとしたら、床に広げて読んでいた新聞紙を踏んで転倒してしまったそうです。

転倒予防の対策として、**床の上**

**にできるだけ物を置かない**、というのは基本です(この患者さんも、新聞紙を常に床に広げていたわけではないと思いますが)。「そこに物がある」とわかっていても、ほかのことに気をとられていると、うっかり失念してつまずいてしまいます。

そして、家庭での転倒事故で意外と多いのが、電化製品の電源コードに引っかかって転ぶというもの。**コード類は、できるだけ壁に沿うように取り付け**ましょう。

高齢になると、日常の家事も負担に感じられ、部屋の片づけや掃除の頻度が少なくなる場合が多いです。また、「捨てること」に抵抗があり、家の中に物が増えていくという人もいるでしょう。

本人では難しい場合は、家族が片付けを手伝ったり、使わない物を処分したりする必要もあるかもしれません。

## ③マット類は必要最小限に

絨毯やマットに足を乗せたときに滑って転ぶケースも多々あります。基本的に、**絨毯やマット類の使用は必要最小限**にしましょう。使う場合も、裏面に滑り止めがついたマットを選び、転倒リスクを減らします。

高齢の親や祖父母の自宅を訪ねた際にマット類を見かけたら、滑りにくい仕様になっているか、端がめくれ上がっていないかなどを、さり気なくチェックしてみてください。

## ④日が暮れたら照明をつける夜間の行動では必ず点灯

転倒事故が起こりやすいのは、夕暮れから夜間にかけてといわれています。日が暮れると視界も不明瞭になります。「暗くなってきたな」と感じたら、すぐに部屋の照明をつけるようにしましょう。夕暮れどきや夜間の外出も要注意です。近づいてくる人や自転車に直前まで気づかないこともあります。

就寝中に尿意で目が覚めてトイレに移動をする際にも、よく転倒が起きています。寝る前にトイレに行き、夜間の覚醒を防ぐことも有効ですが、家族にできる対策としては、**寝室からトイレまでの動線上にセンサーで反応する照明を取り付ける**ことをおすすめします。

## ⑤精神状態も転倒リスクの一つ

抑うつ傾向にある人は、転倒リスクが高くなります。考え事をしながら歩き、注意力が散漫になると、すぐに危険を察知できず、転倒につながったりするのです。

精神の状態は、外から見てすぐにわかるものではありませんが、本人の言動に違和感を覚えたら専門家への相談を考えてみてもよいかもしれません。また、日中に体を動かす習慣を持ったり、適度な気分転換を図ったりすることも、有効な方法の一つです。

## ⑥定期的な眼科検診で目の健康を守る

視力と転倒リスクは、大きく関係しています。外界の情報を適切に得て対処するためには、視力の維持が欠かせません。

定期的に眼科で検診を受け、眼鏡の調節などもまめに行いましょう。白内障の治療が必要な場合も、医師に相談して、なるべく早く対処したほうがよいです。本人が目の疲れを訴えたり、ものが見づらそうにしているときは、受診を促すようにしてください。

## ⑦強い入眠剤の服用に注意

高齢になると、寝付けない、すぐに目が覚めてしまうなど、睡眠に問題を抱える人が増えます。入眠剤を利用する人も多いですが、筆者の臨床経験では、単純に**日中の活動量が低下したために夜眠れなくなっている**人も多数いらっしゃいました。

入眠剤は夜中や朝方のふらつきを招き、それが転倒の一因となることもあります。薬の服用は、医師によく相談した上で行いましょう。そして、昼間に日光を浴びる、適度な運動や散歩をするなど、夜に眠れる体づくりも実践するようにしてください。

また、入眠剤にかかわらず、本人がどんな薬を服用しているかを把握しておくことは大事です。

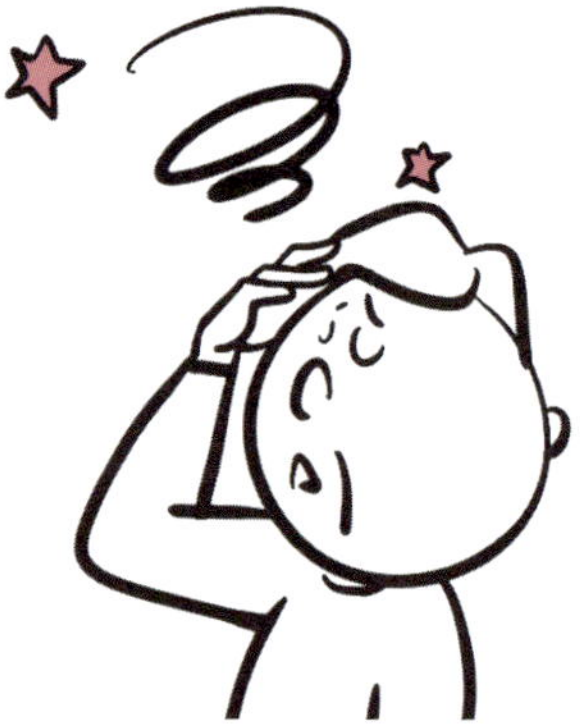

## ⑧転倒しても骨折しないために

どんなに気をつけていても、転んでしまうことはあります。転倒の発生を完全になくすことは不可能です。そこで、**たとえ転んでしまっても、骨折に至らない方法**も考えておきましょう。

たとえば、医療機関で**骨密度の検査**を受け、必要であれば薬を飲む、**骨を強くする栄養素（カルシウム、ビタミンD、ビタミンK）を意識した食事**をとるなど。さらには、転倒で骨折しやすい部位を保護する**サポーターやプロテクターの利用**もあります。

筆者のおすすめは、転倒時の衝撃を吸収してくれるヒッププロテクターです。股関節の大転子部のあたりにパッドがついた下着のようなもので、いろいろなタイプが市販されています。米国および英国の老年医学会、転倒予防ガイドラインでも「ヒッププロテクターは介護施設高齢者の大腿骨頸部・転子部骨折予防に有効」と提唱されています（参考：大腿骨骨折／転子部骨折診療ガイドライン改訂版２版）。

　視力障害や認知障害などの根源的な問題がある場合、筋トレやバランス練習だけで転倒を防ぐのは難しくなります。トレーニングとともに、万が一、転倒しても骨折しないための対策をとっておくことも必要でしょう。見た目を気にして利用を躊躇する人もいますが、大腿骨頸部骨折を予防できる可能性は高くなると思います。

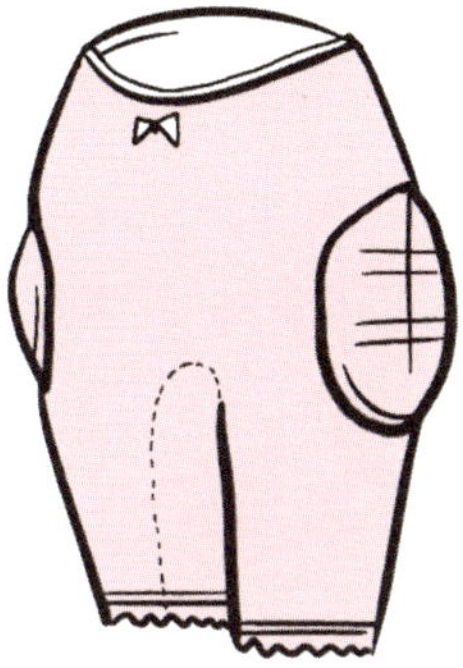

ヒッププロテクター

**転倒予防のためのチェックポイント**

| | | |
|---|---|---|
| 床の上に直接置いていないか？（部屋・廊下・階段など） | □ 新聞・折り込みチラシ | □ 雑誌・パンフレット |
| | □ 郵便物・回覧板 | □ 衣類（洗濯物・脱いだもの） |
| | □ 食材・日用品のストック | □ 荷物・段ボール箱 |
| | □ ゴミ袋・ビニール袋 | □ 化粧道具・ドライヤー |
| | □ 体重計・健康器具 | □ 携帯電話・スマートフォンの充電器 |
| 通路をふさぐもの、横切るものはないか？ | □ 家電製品（空気清浄器・加湿器・暖房器具・扇風機・マッサージ器など） | |
| | □ ゴミ箱 | □ 新聞・雑誌入れ |
| | □ 小型の家具（椅子、衣装ケース、照明器具） | □ 座布団・クッション・布団 |
| 滑り止め等で固定されているか？（敷物） | □ 玄関マット | □ トイレマット・バスマット |
| | □ 絨毯・カーペット | □ ホットカーペット |
| | □ キッチンマット | □ ジョイント（パズル）マット |

# トレーニング&歩行能力チェック記録の書式例

## 毎日のトレーニング

| | | 1 | 2 | 3 | 4 | 5 | 6 | 7 | 27 | 28 | 29 | 30 | 31 |
|---|---|---|---|---|---|---|---|---|---|---|---|---|---|
| 筋力トレーニング | 座って足先上げ(20回×2) | | | | | | | | | | | | |
| | 立って足先上げ(20回×2) | | | | | | | | | | | | |
| | | | | | | | | | | | | | |
| | 座ってもも上げ(20回×3) | | | | | | | | | | | | |
| | 踏み台昇降(10回×2) | | | | | | | | | | | | |
| | | | | | | | | | | | | | |
| | ブリッジ(20回×2) | | | | | | | | | | | | |
| | 横になって足上げ(20回×2) | | | | | | | | | | | | |
| | スクワット(20回×2) | | | | | | | | | | | | |
| | | | | | | | | | | | | | |
| ストレッチ | 背中伸ばし(30秒×2) | | | | | | | | | | | | |
| | 背中ひねり(30秒) | | | | | | | | | | | | |
| | | | | | | | | | | | | | |
| | 壁の前で背伸び(20秒×2) | | | | | | | | | | | | |
| | 前傾して片足立ち(15秒×2) | | | | | | | | | | | | |
| | 前もも伸ばし(20秒) | | | | | | | | | | | | |
| | | | | | | | | | | | | | |
| | 片足下ろし(60秒) | | | | | | | | | | | | |
| | アキレス腱伸ばし(20秒×2) | | | | | | | | | | | | |
| | | | | | | | | | | | | | |
| バランス | 横歩き(1分) | | | | | | | | | | | | |
| | 後ろ歩き(1分) | | | | | | | | | | | | |
| | 片足立ち(15秒～60秒) | | | | | | | | | | | | |
| | ダイアゴナル(20秒×3) | | | | | | | | | | | | |
| | | | | | | | | | | | | | |
| | | | | | | | | | | | | | |
| memo(歩いた距離など) | | | | | | | | | | | | | |

## 毎月の歩行能力チェック

| | 初月 | 1か月後 | 2カ月後 | 3か月後 |
|---|---|---|---|---|
| 10m歩行 | 秒 | 秒 | 秒 | 秒 |
| TUG | 秒 | 秒 | 秒 | 秒 |
| memo(歩行姿勢の変化、痛みの有無など) | | | | |

実施したトレーニングや歩行能力チェックの結果を記録しておくと、その効果や体の変化などが把握しやすくなります。行った筋トレやストレッチに○印をつけるだけでもよいですし、体調や気になったことを詳しくメモしておいても後で役立つでしょう。自分自身で続けやすい方法を考えてみてください。

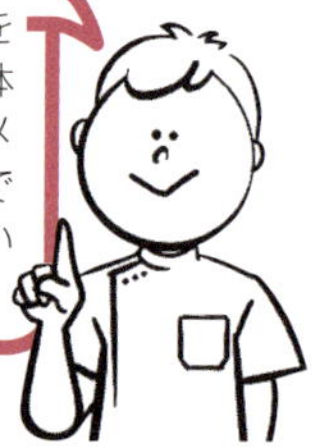

# 本書内容に関するお問い合わせについて

このたびは翔泳社の書籍をお買い上げいただき、誠にありがとうございます。弊社では、読者の皆様からのお問い合わせに適切に対応させていただくため、以下のガイドラインへのご協力をお願い致しております。下記項目をお読みいただき、手順に従ってお問い合わせください。

### ●ご質問される前に

弊社Webサイトの「正誤表」をご参照ください。これまでに判明した正誤や追加情報を掲載しています。

正誤表　　http://www.shoeisha.co.jp/book/errata/

### ●ご質問方法

弊社Webサイトの「刊行物Q&A」をご利用ください。

刊行物Q&A　　http://www.shoeisha.co.jp/book/qa/

インターネットをご利用でない場合は、FAXまたは郵便にて、下記“翔泳社 愛読者サービスセンター”までお問い合わせください。
電話でのご質問は、お受けしておりません。

### ●回答について

回答は、ご質問いただいた手段によってご返事申し上げます。ご質問の内容によっては、回答に数日ないしはそれ以上の期間を要する場合があります。

### ●ご質問に際してのご注意

本書の対象を越えるもの、記述個所を特定されないもの、また読者固有の環境に起因するご質問等にはお答えできませんので、あらかじめご了承ください。

### ●郵便物送付先およびFAX番号

送付先住所　〒160-0006　東京都新宿区舟町5
FAX番号　03-5362-3818
宛先　（株）翔泳社 愛読者サービスセンター

### ●免責事項

※本書の内容は、2017年8月現在の法令等に基づいて記載しています。
※本書に記載されたURL等は予告なく変更される場合があります。
※本書の出版にあたっては正確な記述につとめましたが、著者や出版社などのいずれも、本書の内容に対してなんらかの保証をするものではありません。
※本書に記載されている会社名、製品名はそれぞれ各社の商標および登録商標です。

[著者プロフィール]
**西野英行**（にしの・ひでゆき）
理学療法士。福祉用具専門相談員として介護業界で3年間勤務した後、理学療法士の資格を取得し、回復期病院にて勤務。臨床6年目を迎え、現在は訪問リハビリテーションに勤務。月に45人以上のリハビリ指導を担当し、患者やその家族から寄せられる歩き方や転倒予防の相談にものっている。本業の傍ら、月間25万人に閲覧されるリハビリのブログ「未来のPT」（http：//hideyukiriha.com）を運営。

装丁　三森 健太（tobufune）
イラスト　鹿野 理恵子
本文デザイン・DTP　株式会社 シンクス

**100歳まで元気でいるための 歩き方＆杖の使い方**

2017年 9 月14日　初版第1刷発行

著　者　西野 英行
発行人　佐々木 幹夫
発行所　株式会社 翔泳社（http://www.shoeisha.co.jp）
印刷・製本　日経印刷 株式会社



本書へのお問い合わせについては、111ページに記載の内容をお読みください。

造本には細心の注意を払っておりますが、万一、乱丁（ページの順序違い）や落丁（ページの抜け）がございましたら、お取り替えいたします。03-5362-3705までご連絡ください。

ISBN978-4-7981-5360-5　Printed in Japan